叶舟/著

齐铁雄 白小小/主编

三味心药治百病

三通养生系列丛书

SANTONG
YANGSHENG XILIE CONGSHU

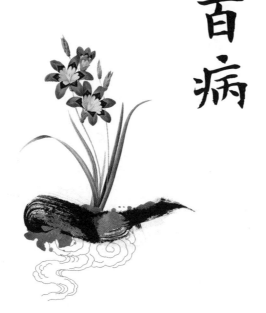

中医古籍出版社
Publishing House of Ancient Chinese Medical Books

图书在版编目（CIP）数据

三味心药治百病 / 叶舟著 . -- 北京：中医古籍出版社，2021.5

（三通养生系列丛书）

ISBN 978-7-5152-1820-5

Ⅰ.①三… Ⅱ.①叶… Ⅲ.①中医学—心身医学—基本知识 Ⅳ.① R229

中国版本图书馆 CIP 数据核字（2018）第 234771 号

三味心药治百病

叶舟◎著

责任编辑	许丽
封面设计	尚世视觉
出版发行	中医古籍出版社
社　　址	北京市东直门内南小街 16 号（100700）
电　　话	010-64089446（总编室）010-64002949（发行部）
网　　址	www.zhongyiguji.com.cn
印　　刷	北京柯蓝博泰印务有限公司
开　　本	710mm×1000mm　1/16
印　　张	15.5
字　　数	185 千字
版　　次	2021 年 5 月第 1 版　2021 年 5 月第 1 次印刷
书　　号	ISBN 978-7-5152-1820-5
定　　价	68.00 元

国医大师代序

101岁国医大师自己的养生秘诀

有人说，中医是靠经验治病，中医理论不"科学"。这种观点对百姓有着不小的误导。之所以如此，是因为近代以来，传统文化被否定太过，人们习惯于站在西方文化科学的立场来看问题。

有人一旦看不到实验数据，看不到细菌微生物，光听到阴阳、五行等名词，想当然就觉得中医不科学。假如没有科学的理论指导，中医学怎么会传承数千年？人们如果了解中医的思维，知道中医理、法、方、药的严谨一贯性，就能明白中医治病的科学性。社会大众是深知中医药的价值的，这是它生存的根基。中医以疗效为生命线，这就是立身之本。

西方医学的模式原来是——生物模式，20世纪后期才发现不对，最后承认医学的模式应该是——生物、心理、社会模式。这是一个进步，但我认为仍不全面。虽然已重视了心理和社会对疾病的重要性，还没有把人提到最重要的地位。

中医与西医有一个很大的区别，就是西医着重治病，中医着重治病人。中医学是把人放在首位，根据宏观理论把人放在天地人群之间进行观察、诊断与治疗的。中医学受中华文化"天人合一"观的影响，如果要找个中医学的模式的话，应是"天人相应"观。即把人放在时间、地域、人群、个体中，进行健康保健预防与治疗的观察研究。

中医诊治疾病，不单单在追求"病"上，而是按"时、地、人"，把大环境以至个体的整体进行辨证论治与预防。比方2003年SARS流行，中医无法追求确认"冠状病毒"，而是根据当年的气候、环境、地理条件与病人的症候表现，确认SARS是湿邪为主的瘟疫病，实行辨证治疗与预防，取得较好的效果。

药物不是万能，必须注重养生，只有意志坚定，才能持之以恒。作息以时，娱乐适宜，浪费时间需痛改，健康无价，不要对不起自己。

下面是邓老活到101岁自己琢磨出来的养生长寿秘诀：

一是心静以养心。

说到养生，很多读者的第一反应就是"吃什么、喝什么"好。在很多聚会场合，邓老也常常被问到类似的问题，他总是淡淡一笑。每次在讲养生话题时，他一定会把"养心养德"放在首位。"养德对于养生的重要性，在中医经典著作中是有据可查的"，邓铁涛教授常说，《千金要方·养性序》中指出："性既自善，内外百病皆悉不生，祸乱灾害亦无由作，此养性之大径也。"

中医还常说，"心主神明"，这是说心为人身之主宰，神明之心发出的意志，可以驾驭精神情绪、调适寒暑，这样就能维持机体内外环境的平衡，保证机体的健康。

邓老如何养心养德？

他年轻时除了跟随父亲读经典著作外，还酷爱看《论语》《孟子》《庄子》《道德经》等，获益匪浅。闲暇时，他喜欢练习书法。上小学时，他每天下午放学后的第一件事就是练习书法。后来，每当遇到心情不好的时候，他便会习惯用毛笔写字，令自己安静下来。而书法的内容，恰恰是表达他当时的思想或者是内心的倾诉。当书写完毕时，他会感到一身的轻松。邓老说："书法能养神，养神能练意，使一切杂念全抛到九霄云外，这种全身心的投入，有益于健康长寿。"

此外，邓老平时还习惯通过静坐、冥想等方法令自己获得内心的平静。邓老每天醒来后习惯在床边的凳子上打坐。打坐的要点是：单腿交换盘坐，上身自然放松，头位正直，自然闭目，含胸拔背，两手置于腹前相互轻握，以人体感觉舒适为度，按平常呼吸。邓铁涛教授介绍，此法不但在晨起和入睡前可以帮助静心，还能在旅途奔波中帮助安定心神。

二是身动则生阳。

生命在于运动，邓老说，"动则生阳"，阳气是人体生殖、生长、发育、衰老和死亡的决定因素。我们每天有充沛的精力去学习和工作，我们的身体对疾病的抵抗力，都需要阳气的支持。所谓"得阳者生，失阳者亡"。"阳气"越充足，人体越强壮。阳气不足，人就会生病。阳气完全耗尽，人就会死亡。

邓铁涛教授说，近年在全国范围内的体质调查研究中，发现气虚质、阳虚质的人群比例上升，这与现代人的生活方式有密切关系。现代人多坐少动，长期处于空调环境下，阳气无以化生。要想补气补阳，最好的方法还是运动。

对于运动，邓老身体力行。在阳光充足的日子里，邓老经常会在午后下楼围着小区空地散步，走上10来圈至身上微微出汗、浑身温暖舒坦才回家。如果遇到雨天，他就在楼道里爬楼梯。很多都市人早出晚归，整天待在室内不见天日，与其晚上去俱乐部健身，不如在户外散步或快步走，特别是对于肾阳不足者，有助于改善精力不足、怕冷、夜尿多等问题。

邓老另一个酷爱的运动是八段锦，每天必定练习两次。有人以为八段锦、太极拳是老人的运动项目，但邓老说，他自年轻时就开始坚持每天练习八段锦，他还结合自身多年练习的经验，对传统的八段锦动作进行了改良，成为现时很受群众欢迎、简单易学而有很受用的"邓老八段锦"。

邓老强调，八段锦看似简单，但要达到显著的效果，还是要经过一段时间的苦练及深刻领会，才能达到目的。他要求在初学阶段，练习者采取自然呼吸方法，待动作熟练后，练习者可采用练功时常用腹式呼吸。在掌握呼吸方法后，开始注意同动作进行配合。最后达到动作、呼吸、意念的有机结合。

和太极拳不同，八段锦简单易学，不需要专门的师傅来教，从网上下载个视频到手机上就可以跟着练习了，不受时间、场地的限制，练完一遍只需15分钟左右，可以在工作的间隙或下班后练习。对于"忙到一次做完八个动作的时间都没有的人"，建议结合个人的身体特点，哪怕选择八段锦中的一个动作经常练习，对体质的改善也有帮助。

针对都市人中有胃病的不少，邓老建议他们可以做摇橹的动作。邓老说，每天做摇橹的动作，有利于促进胃的动力，改善胃的血液循环。慢性胃炎、十二指肠球部溃疡患者，病情容易反复发作，建议这部分患者每天在家坚持做摇橹动作100次，坚持下来，可以减少胃病的复发。坚持摇橹练习，对于处于血压高值状态的人群，也能起到很好的干预作用，因为长期做摇橹动作，可以明显减小腹围，从而对临界高血压人群有很大的帮助。

三是食均衡有度。

对于讲究养生的人，常常在饮食上有很多禁忌。邓老平时不讲究忌口，家人煮什么他就吃什么。他出差到外地，也很喜欢品尝当地的特色小食，在饮食养生方面，他强调饮食杂食不偏，要有节度。邓老认为，在日常生活中应当以五谷、五果、五畜、五菜合理搭配，才能充分补充人体气血精微，从而达到健康长寿的目的。若食无定时，过饥或过饱，都易伤脾胃。脾胃损伤，则诸病丛生。无论是养生保健，还是治病救人，他都重视脾胃功能的调理。

邓老平素喜欢吃核桃，每天坚持吃一两个，他说，核桃有补肾、固精强腰、温肺定喘、润肠通便的作用。邓老食用核桃，最明显的效果是没有夜尿，大便通畅。现代营养学研究也认为，长期进食少量核桃，对改善记忆力、延缓大脑衰老有一定的辅助作用。

邓老强调，核桃虽好，但也不能多吃，多吃则容易滋生湿热。如果吃后有咽喉疼痛等热象时，可以适当喝些淡盐水，吃些萝卜、雪梨、火龙果等蔬果，解决上火症状。这也体现了邓老在养生保健中因时因地制宜的思想。

四是沐血管体操。

善用沐浴也能起到养生效果。邓老在数十年的生活中,养成了用冷热水交替洗澡的习惯,他将这个方法称之为"血管体操"。他说,冷水能促进血管收缩,而热水能使血管扩张。在洗澡的过程中,冷热交替,血管一收一张,可以增加血管壁的弹性,减少血管壁上脂质的沉积,延缓血管硬化的发生。

邓老今年101岁,他的颜面及四肢皮肤仍然保持较好的弹性,并且很少老人斑,与他长年坚持的这一生活习惯是有密切关系的。邓老强调,在开始运用这个方法时,要因人因时而异,冷水不一定很冷,热水也不能太热,只是在洗澡过程中保持一定的温差,并且要自己能接受为宜。

特别是对于年长的高血压患者,刚开始时不能有太大的温差,否则也会出现意外。等慢慢习惯之后再逐渐将水的温差拉大,这就是关键所在。

沐浴的另一重头戏就是"沐足"。邓老说:"人的脚犹如树的根,树枯根先竭,人老脚先衰,脚对人体养生保健起着重要的作用。"邓老善于通过足疗治疗一些常见病,比如有时因为工作忙,精神高度紧张出现睡眠不好时,他会在静坐的同时用双手按摩、揉搓脚背及脚心,每次10~30分钟,以劳宫穴摩擦涌泉穴,以加速脚部的血液循环,帮助入睡。

是为序!

序言

清净心 + 仁爱心 + 智慧心 = 三味心药治百病

1. 心清净，病自消

没有信仰的人心就乱，就不会有清净心

古人云：心不定，意不坚，智不达，则情绪紊乱，百病丛生。信仰一缺失或杂乱，就会导致心流紊乱，情绪失衡，用脑过度，智力受阻，气血耗尽，神散人亡。相反，一个人如果信仰单一、专注，那么就会处乱而不惊，就会心平气和、从容淡定、静如止水，活在当下，生在道中，无为无不为，身心灵平衡健康。

《黄帝内经》上说："恬淡虚无，真气从之，精神内守，病安从来。"如果情志恬淡，思无邪，真气的运行就会正常，反之，情志过激，就会影响到真气运行。气为血之帅，气行则血行，气滞则血滞，血滞则百病生。当人处于一种"恬淡虚无"的状态时，人先天被赋予的"真气"就会随着指挥它的"神"去开始运作，即"从之"；如不服从擅自"开小差"，"正气"不在岗，则"虚邪贼风"这种负面能量就会乘机而入。

《黄帝内经》上还说："风者，百病之始也。清静则肉腠闭拒，虽有大风苛毒，弗之能害。"可见思想上宁静无虑，不仅使精气内藏，意志平和，还能使人体正气充盈，肌腠固密，即使有很强的致病因素作用，也不能侵害人体。体现了精神宁静在抵御外邪，预防疾病中的作用。

保持思想"清静"的重要方法是凝神敛思。《医钞类编》说："养心则神凝，神凝则气聚，气聚则神全。若日逐攘扰烦，神不守舍，则易于衰老。"凝神敛思，精神静谧，不仅有利于工作和学习，而且可以排除杂念，驱逐烦扰，使机体处于正常的生理状态。反之，"多思则神殆，多念则志散，多欲则志昏，多事则形劳……""百忧感其心，万事劳其形，有动乎中，必摇其精。"

静心养神必须减少名利欲望。《素问·上古天真论》认为："志闲而少欲，心安而不惧，形劳而不倦，气从以顺，各从其欲，皆得所愿"，就可"年皆度百岁而动作不衰"。如果一个人斤斤计较，患得患失，孜孜汲汲，唯名利是务，久而久之，必会损伤心神，影响健康。

健康的根本在心，治病首先治心，清净心从定中来。心定则气顺，气顺则血畅，气顺血畅则百病消。

精神神经免疫学的研究也显示，大脑意识可以调节免疫功能，意识可以刺激神经，神经系统可以释放多种物质，如神经介质、神经激素和神经肽，这些分泌的物质可以直接提供人体免疫力。人体就像一个化工厂，你有怎样的心情，身体就进行什么样的化学合成。

人体的内在环境必须保持稳定、平衡，人才会健康。若中枢神经系统功能发生紊乱，使机体内环境的稳定和平衡遭到破坏，从而引起代谢紊乱，就会生出各种疾病。一个人的精神状态如不健康，多愁善感、郁郁寡欢、患得患失、斤斤计较、心绪不宁，则整个机体的生理功能就会发生紊乱，就会导致百病丛生。

人生最忌讳的就是一个乱字，心一乱，对外就一团乱麻，没有头绪，万事不成；对内则干扰气血得运行，气血运行失常就会导致机体紊乱、系统紊乱、细胞紊乱、基因紊乱等，就会生出许多意想不到的疾病。乱是多病短命的根本原因，如果我们平时不能修身养性，不能心平气和，生病是必然的，不要有侥幸想法。都知道，发怒伤肝，多食伤脾胃，劳虑伤神，多淫伤肾。有伤则肌体虚弱，体虚则外邪侵入，就为下一次生病埋下了伏笔。不过，我们同时也应该知道，五志能生病，也是能治病的。

为什么要立信仰？

立信仰的目的是为了让灵魂安静，灵魂一旦安静，心理就不打妄想，心不动，五脏六腑就不会摇动，百病就不会产生。佛家的坐禅，道家的静心，儒家的知止，对身体来说，都是在根上养生。相反，一个没有信仰的人，今天信这，明天信那，自然就会心旗摇曳，百病丛生。

一个人信仰出了问题，就必然导致心理疾病丛生，进一步导致身体疾病丛生，因为失去信仰就失去了灵魂对肉体的管理权，就会任由头脑杂念丛生，肉欲疯长。因此，要想管住肉体，管住情绪、情感和情智，就得导入坚定的信仰。今天，中国物质财富的生产的确进步了，但却是以丢失精神信仰为前提的。清醒的人都知道，这是迫不得已和得不偿失的。正因为如此，今天社会才会有如此多心理疾病患者在危害社会，有如此多人得了绝症。这都是报应，都是失去信仰的报应。

老子云："心善渊"，即心胸要善于保持沉静，不可大喜大悲，这样就符合养生之道。诸葛亮在《诫子书》中也曾写道：非淡泊无以明志，非宁静无以致远。可见古人十分讲究保持平静的心态，不以物喜，不以己悲。平常心是一种恬淡洒脱、气定神闲的心态，它既是"宠辱不惊，闲看庭前花开花落；去留无意，漫随天外云卷云舒"的惬意，也是"竹杖芒鞋轻胜马，一蓑烟雨任平生"的超脱。处变不惊、不随物悲喜的超脱人生观，是我们在纷纭变幻的世事中所努力追求的，也是最难得到的。

按照如下逻辑，才能获得清净心，让你的心越来越平静。

第一步，立信仰——追求必须单一，精神必须圣洁安静；

第二步，通心理——情绪必须平静，智慧必须通达纯净；

第三步，平肌体——营养必须适量，毒素必须排去干净。

信仰使人生具有指向性，使情感具有指向性，使智力具有指向性，自然也会使机体的组织细胞具有指向性。一个人只有首先解决指向性问题，才能彻底解决生病问题。

有信仰，心才会静、定、安；有信仰，才能去名利、除喜怒、制声色、绝滋味、养精神。陶弘景说："静者寿，躁者夭。"

决定健康长寿的根本原因是信仰、信念和信心

同一个人消化不良得了胃病，第一次甲中医说是阴虚，开了处方吃了药，病很快好了。第二次犯了同样的病，乙中医说是阳虚，开了处方吃了药，病很快好了。第三次又犯了同样的病，他听了大师的建议——每天打坐一小时，没几天病也好了。第四次再次犯了同样的病，他找心理医生治疗三次，病居然也奇迹般的好了。

什么原因？到底是什么最终治好了疾病？

一般的病症，身体的自愈力就能自动治愈。至于上面的不同处方，甚至是对立的处方，都只是起了一个激活身体自愈力的媒介作用，只是激活了身体的自我修复力而已，而不是处方真的生效了。

人是一切生物中构造最完美的灵体，健康的身体是人生来就俱足的，人的健康状况的调节，是靠人体本身所具有的调节修复系统来完成的，而不是靠外部因素，外部因素只能起辅助作用。

一切药物对治病来说都是治标，不是治本，不管是中医还是西医。因为一切疾病都是错误的因产生错误的果。错误的因不除，错误的果就不会绝根。健康的根本在心，一切法从心生。心净则身净。所以得病了，最关键的是向内求，提升自愈力，提升自我修复力来修复被破坏的系统。其实，人和动物一样，动物的疾病都是靠自己，人也能。

我们其实可以这样认为，患者对所服药物的信心、看法，很大程度上决定了药物的疗效，而不是某个具体的药物起了决定性的作用。

据说中世纪欧洲一修道院保存了一具圣骨，圣骨能治病，谁触摸了圣骨，谁的病就会好。有一天一个小偷偷走了圣骨，牧师们急坏了，因为每天九点钟准时开门，门外来触摸圣骨治病的人已经排成了长长的队伍。怎么办？一牧师出主意说，外人并不知道圣骨被盗，我们何不从修道院的地窖中挖出一杀人犯的骨头放进去，假冒成真的圣骨呢？领导同意此权宜之计。奇迹出现了，假圣骨一样的灵验，能治百病。

由此看来，我们许多人感冒吃了不同的药，最后病都好了，这病好的原因也许就跟上面故事类似，吃不吃药，吃什么药，对于大多数感冒来说，其实都不是问题。唯一的根本问题是心理问题，是信仰、信念和信心的问题，是人生态度、思维模式和行为方式决定了疾病是否会好起来。

因此，决定健康长寿的根本原因是信仰＋信念＋信心！

有坚定信念之人患了身体和精神上的疾病后，往往能较快康复。疾病与人的精神状况有直接的联系，精神状况好时，身体状况也较好，这是不争的事实。

有这样两个病情相似的早期肝癌病人，一个病人听到诊断后，从别人那里了解到肝癌是绝症，整日精神萎靡，情绪低落，到后来茶饭不思，人渐消瘦，越发感到悲观，认为自己没救了，于是拒绝进食和治疗，结果半年不到，这个病人不是因肝癌，而是因其他重要脏器功能衰竭而病逝了；另一个病人听到诊断后，从医生那里知道肝癌虽是恶性肿瘤，但早期肝癌经手术和化疗后，可以延长五年生存率。这位病人性格开朗，他把同病魔的斗争当成今后生活的一个新目标，争取从死神中夺取更多的时间，结果配合医生进行手术、化疗，不久病愈出院。

从这两个病例中，我们可以了解，要战胜疾病，就要有信心、决心、耐心。

治愈疾病要有信心，特别是难以治愈的多年慢性病，我们首先要有自信心，人类能够战胜疾病。得病容易去病难，再加上体弱病多，就增加了治疗上的难度。在对待疾病治疗的态度上，要保持乐观的心情，克服意志消沉和对疾病治疗的缺少信心，要有战胜疾病的勇气。

越来越多的人发现，精神是人体不可缺少的一部分，它无时无刻不在直接和间接地影响着我们每一个人的健康状况。有坚定信念之人患了身体和精神上的疾病后，往往能较快康复。疾病与人的精神状况有直接的联系，精神状况好时，身体状况也较好，这是不争的事实。

外界的作用又直接影响着人的精神状况，倘若一个人的精神压力过大，疾病就会乘虚而入。如果我们把自身看作征服疾病的一个整体，放弃一切烦恼和精神包袱，保持强烈的自信心和乐观的情绪，坚持锻炼，那么，疾病就会不攻自破。

此外，我们还应该做的是：保持乐观的精神，保持平常的心态和热爱生活的态度。例如，在日常生活中，我们发现许多人下班后往往忙着做家务，谈问题或玩耍取乐，这看似简单而平常的生活，却在无形中调节着我们的精神状态。请不要小视这一点，善于活动、善于思维、善于乐观的人往往能调节自身的心理素质，他们能有效地保护自身健康体魄，免于疾病的困扰。要问他们健康的秘诀，一些人却不知所云，往往归为自己运气好，却不知自身的身体和心理素质已具备了抵抗疾病的威力。

2. 心仁爱，病自愈

92%以上的疾病来自心乱、无情和无知

人的存在有身、心、灵三个层面，平时大家常把身心灵挂在嘴上，也总会说要注重身心灵的健康成长，但事实上并没有这样去做。人们更多关注的是有形的身体，更在意身体的营养、舒适、疾病和健康，

而忽视或没有关注心灵的营养、舒适、疾病和健康。

美国有专家研究发现身体内存在一种化学物质，这种物质像化学传导者一样，可以把人的任何精微的思法和念头传遍全身每个器官和细胞。当传导的想法是正向和积极时，能促进全身的新陈代谢，增强免疫系统；当想法是负向和消极时，会减低和影响免疫系统，增加生病概率或直接导致疾病。

哈佛大学也有研究表明，人92%以上的疾病来自思想和情绪的影响和干扰。这或许你会提个问题，当人身体患病时，到底是身病在前，还是心病在前？

中国人一向忌讳谈论心理疾病，那里像是一个不能触碰的雷区。人们可以对别人说身体的病，可以交谈身体疾病的症状和问题，可以向别人讨教身体疾病的医治方法，但不愿意谈心理问题，更避讳和反感谈心理疾病。

事实上，如果你认可身心灵这个提法，身体会生病，心为什么就不允许生病呢？我看过一份国际研究报告，上面提到，97%以上的人，一生中都曾有过需要治疗程度的心理疾病，最典型的是忧郁症等。心理疾病如同感冒一样普通，只有认识和了解它，才更有益于获得健康。

目前，越来越多的国际专家已有高度共识，从病的角度来说，是心病在前，身病在后，身是心的表象。比起心来说，身体的密度大，频率低，你能触摸到身体，能直接感知它的存在；而心的频率高，密度小，你虽然不能触摸到它，但心的强度和穿透力十分强大。有话说相由心生，引用到这里是病由心生。你有什么心的状态，必然会有什么样的身体的状态和表象。

美国大卫·霍金斯博士说："很多人生病因为没有爱，只有痛苦和沮丧，振动频率低于200易得病。"

大卫·霍金斯博士，是一位很有名的医生，他治疗了来自世界各地的很多病人。

他每天接触到很多病人,有时人数太多,他就请助理们帮忙,他说他只要看到病人就知道这个人为什么生病,因为从病人身上找不到任何一个爱字,只有痛苦、沮丧整个包附着他全身。

后来他发现,凡是生病的人都是用负面的意念。

人的振动频率最高的指数是1000,最低的指数是1。如果振动频率在200以上就不生病,而经常生病的人振动频率通常低于200。

那么200以上的意念有哪些?喜欢关怀别人,慈悲、爱心这些都是高的振动频率,达到400多到500,喜欢慈悲喜舍,帮助别人关怀别人,净定安乐,这些都是很高的振动频率。喜欢指责别人,振动频率大概只有三四十,不断指责别人的过会消减自己很大能量,因而这些人容易得很多不同的病。

他说在这个世界上,振动频率最高的他看到是有700,这700以上的是开悟、觉悟的人,他的能量特别足,这些人出现的时候,能够影响一个地方的磁场。

当正报能量很高,整个依报能量也会特别高。

当很高能量的人出现的时候,就带动整个万事万物,所以他也说当一个人有很负面意念的时候,不仅是伤害他自己,也让整个周围环境磁场整个就变不好。

相反的,喜欢憎恨,喜欢指责别人、怨恨人,这些都相当的低,这些低的振动频率就是导致癌症、心脏病种种病的原因。

治病,就是重新找回爱

健康是思维模式正确的反映。什么是健康的思维模式呢?

是关联的进化的思维模式。用公式表示如下:

关系进化思维模式=正态+正思+正行。

一般的小病,只要端正态度即可治愈,如果病得特别严重,那就需要正思维和正行为才能奏效了。具体来说,态度是如何治病的呢?

是通过导入而对疾病的积极态度，如希望、期待、相信等正面信念的导入和树立，从而影响下丘脑活动和垂体活动，进而导致免疫系统和内分泌系统平衡，最后使免疫力提升，变异细胞递减，从而导致疾病消退，身体康复。

病是自己"找来"的，也只能靠自己来治疗。什么是正态、正思、正行呢？就是利于身心和谐、人际关系和谐、人与环境和谐的能力。

在关系宇宙中，人生病都是因为关系不和谐导致的。因此，一旦关系重新协调好后，疾病自然也就消失了。有大量致癌案例显示：有80%的患者都有自我攻击的思维模式，都有分裂、斗争、竞争的思维模式。人一旦拥有冲突、矛盾的思维模式，体内就会开始斗争，人就会生病。

为什么有些人化疗后能康复，而有些人却不能？这中间最大的区别在于一个字——信。他如果相信自己能战胜癌症，他就有好的希望，就会产生好的生活态度。这种积极的态度作用于大脑，使大脑产生有利于免疫系统的激素和化学物质，从而使身体得以自我修复。这就是说，健康完全操之在我。

疾病是透视心灵的窗口，有病，证明你目前或近一个阶段在心态、情绪、情感、思维、行为上出现了偏差。病是在为你好，是在给你报警，是在提醒你，需要立即着手改变一些恶习了。

恶习，用一句更直白的话说，就是缺少慈悲精神、缺少爱。既不爱自己，也不爱他人，更不爱天地万物。不仅无大爱，而且还在时刻准备着与之斗争。

不爱自己，是因为对自的需求价值认识不够，对自己的能力认识不够。最关键的是对关系宇宙中人的本质没有异清楚。不爱他人，是因为持斗争、分裂竞争模式太久，一个连自己都不爱的人，你不要指望他会真正去爱他人。不爱天地万物是因为局限狭窄的小我，根本认识不到天地万物是与我一体相融的关系，人生病，主要是没有协调好人与人、身与心、人与万物的关系，主要是缺少爱。

爱本来是宇宙基因，但由于长期的斗争，以至于我们丢失了大爱。如今身体生病了，是在提醒我们要重拾宇宙中最本质的基因——大爱。

大爱能打开生命能量顺畅流通的通路，让身体中各系统重新和谐运转。

总之，疾病是上天给我们的恩赐，它不仅让我们从生理层面上认识了自己，而且还提升了我们对情感、智力、精神和灵魂层面的认识，最终发现真实的自我——明心见性——深化人生——进化灵魂。一切疾病都是爱的信使！

当你认识到了这一点，有意识地去给予爱、感受爱和体验爱，在连接和大爱中进化自我，你的身心灵就真正通了，你也真正的体验到了人生的意义。

科学家终于证明：想长寿，就必须善良

中国的古圣先贤早在几千年前就已经告诉过我们善良的人更加有福气、更加长寿，近期，随着中华传统文化在世界的影响不断扩大，许多国际的科学家们也对我们古圣先贤的教导进行研究，研究发现许多中国的哲学观并非是空谈，而是真正的科学！

一是心地善良的人更乐观向上会长寿。

研究寿命的负责人希拉里·廷德尔表示，善良的女性更乐观向上，喜欢微笑，她们广阔的胸怀更易挺过不幸。不善良的人则因为常对人怀有恶意，斤斤计较，长此以往必定会损害身心健康，让心情总处于憋闷状态，而且容易患上高血压、心脏病和高胆固醇等疾病，从而影响生活质量和寿命。

二是乐于助人者社会关系好会长寿。

国外研究者为研究"社会关系如何影响人的死亡率"，曾在加州阿拉米达县随机抽取了7000位居民，并对他们进行了为期9年的跟踪调查。研究发现，乐于助人者易与他人融洽相处，社会关系相当好，预期寿命显著延长，男性尤其如此；相反，心怀恶意、损人利己的人，死亡率比正常人高1.5倍。并且，该结论不受遗传因素、种族差别、收入高低、体育锻炼及生活作风等因素的影响。

这一条最重要，研究人员分析指出了其中的原因。从心理角度看来，乐于助人可以激发人们对他的友爱感激之情，他从中获得的内心温暖缓解了他在日常生活中常有的焦虑，从长期来看，这样有益于增强人体免疫力。反之，一个心脏病常常发作又对他人心怀敌意的人，其心脏冠状动脉堵塞的可能性增大；处处视他人为敌的人，自己容易愤怒，导致血压升高；贪污受贿和盗窃者，因做贼心虚，容易失眠、烦躁、精神紧张，压力很大。

三是心地善良有益于增强人体免疫力。

从免疫系统角度来看，常常行善的人有益于增强人体免疫力。而心怀恶意、损人利己者寿命比较短。因为心怀恶意的人对他人怀着敌意，心脏冠状动脉堵塞的程度加大；暴跳如雷，容易使血压升高，甚至酿成任何药物都难以治愈的高血压；贪污受贿、盗窃等违法乱纪的人，因为他做贼心虚，法律的利剑悬在头上，所以经常坐立不安、紧张、失眠、烦躁、全身失调，精神压力有增无减，这种人的寿命无论如何都比大多数人寿命短，而且大多数都是暴病而亡。

总之，人的善恶观念会影响其寿命的长短，品性善良的人平均要比品性恶劣的人长寿。善良的人更乐观向上，更易挺过不幸。不善良的人斤斤计较，让心情总处于憋闷状态，容易患上高血压、心脏病、心肌梗死和高胆固醇等病症。常言道："恶有恶报，善有善报，不是不报，时候未到。"佛教说："作恶多端，来世必报！"

3. 心智慧，病不扰

三信动摇引发负面思维

从前面的内容可以知道，我们的精神直接影响身体的健康长寿。那么具体是如何导致疾病的呢？具体是通过如下三步实现的：

第一步，负三信决定负面思维模式；

第二步，负面思维模式决定负情绪；

第三步，负情绪决定产生什么疾病！

一个人的思维模式是由其信仰、信念和信心决定的。我们的思维都是由观点、观念组成的；我们的主要思维都是由核心的世界观、人生观、价值观、生活观、幸福观、爱情观等组成的。你有怎样的观点，就会有怎样的想法和思维模式。进一步推出，你有怎样的观点，就会产生怎样的疾病，反之亦然！如果你接受了正确的观点教育，那么你就会有健康长寿的身心灵；反之亦然！

一个人生病，首先肯定是思想观点出了问题。思想观点一旦出了问题，就会引发思维模式出现问题，就会出现负面思维。

由此可知，身体、情绪、思维、心灵活动等都是相互联系、相互影响的，而且这些要素之间的影响是有逻辑顺序的。是观点引发思维，思维触发情绪，情绪导致疾病！

因此，生病是一连串的事，追根溯源是观点上的事！

平时我们读书、听课是在接受别人的观点，实际上也决定了我们身体将来得不得病。

观点一旦确定，我们的生命力，我们的健康长寿，就由思想、思维模式决定了。病态的思想，就会导致病态的身体；病态的思想，就会产生一系列的疾病。长期萦绕在我们头脑中的思想观点，直接决定了我们的健康长寿。就算有许多疾病到了非吃药的地步，那同样也得知道——治疗的药物、锻炼、环境、饮食等都得与人的思想、思维模式结合，才能发挥出最佳疗效。

无论你采取什么治疗方法，所有治愈的人都有个共同点，那就是观念先行，思维先行，坚信所采取的治疗方法会对疾病起到治疗效果。病人如果不深信药物能治好他的疾病，那他的健康就会遥遥无期，反之则指日可待。

那么，一个人应该如何坚持正确的三正信呢？

信仰——修炼止——不能摇摆不定——静心；

信念——修炼专——不能随波逐流——专心；

信心——修炼挺——不能一日三变——恒心。

具体来说，要做到如下三步，才能开发三信和思维对健康长寿的积极作用：

第一步，知道正信导致健康长寿；

第二步，想象正信塑造自己的健康长寿；

第三步，转负三信为正三信，重塑自己的健康长寿！

三步其实可以浓缩为一步——坚信自己是健康长寿的！

想反，如果我们只学习失败学，只研究负面的信息，只关注挫折，只念念不忘某种疾病，那么，这种思想、思维模式就会在潜意识里形成负面的结论，负面的暗示，就会进一步侵蚀我们的灵魂、气血和四肢百骸，就会最终导致疾病的产生。许多癌症患者是自己把自己吓死的，而不是药物无效。福祸无门，唯人自召。只要睁着眼，我们不是在想正面的，几乎就是在想负面的。注意力等于事实，注意力等于结果，你在关注什么，你就一定能得到什么。心想事成，真实不虚。

掌控思维，就能掌控健康

下面重点讲讲述思维模式与情绪，情绪与疾病产生的科学依据：

第一，你的思维变成毒药，或者变成良药。

外界刺激有好或者不好两种，例如，考试得60分，一种反应是不好，退步了；另一种反应是好，及格了。这种事情在生活中常发生，只是想想罢了，并无所谓，谁会去注意这些呢。实际上这些思维在大脑里马上变成物质，经过化学反应变成某种物质。

学习在大脑内消耗大量的能量，想好或者不好也和学习一样消耗能量。消耗能量大脑发生什么现象呢？它分解出一种被称作POM的蛋白质。想好或者不好的两种思维活动，蛋白质的分解方式不相同，所产生的结果也不一样。

虽然感到精神压力，但采取积极的向前看的态度时，例如好的，这也是磨炼自己的机会，这时蛋白质分解产生副肾皮质激素，这个激素在体内的作用是消除精神压力。

现代科学已阐明，想到好时，分泌出缓和精神压力的有益激素β-内啡肽；相反，想到不好时，不会分泌β-内啡肽、副肾皮质等有益激素，而分泌去甲肾上腺素、肾上腺素等有害激素以及更毒的自由基。因此对任何外界的刺激，采取消极、悲观态度只有害处。总之，对待任何事物，采取积极的向前看的态度时，大脑就分泌"良药"；相反，采取消极悲观的态度时，大脑就分泌"毒药"。

第二，分泌有益激素能增强免疫力。

现在科学家们都说放松心情，保持平静，专注于积极一面，有助提升一个人的免疫能力。

人们都知道精神压力是万病之源，疾病的70%~90%与精神压力有关，成人慢性病的起因可以说100%来自精神压力。

据圣玛利安娜医科大学作的心理状态和免疫能力相关联的试验，在毕业考试期间及考试后两周，白细胞的NK细胞的活性明显不同，考试期间免疫力大大降低。这不仅是考试，人们在社会上经受的各种精神压力，都会产生同样结果。

另一个试验是：身心疲劳与免疫力相关联的试验。对一些不爱运动的学生，进行快速跑步（70分钟）的试验结果跑步前和跑了70分钟后，NK细胞的活性相差很大，可见精神上的压力和肌体上的压力同样会降低免疫力。需要特别指出的是，免疫力的下降并不在于精神上、肌体上的压力，而在于人的精神状态。

纽约州立大学的一个研究小组做了个试验，他们找了催眠术有反应的33名学生，其中一半参加放松精神班，另一半照常过日子。放松精神班的课程内容是深呼吸、肌肉逐渐放松、冥想。这个活动持续一周，每天半小时。

一周过后放松精神班的学生，T型淋巴细胞的活动增加了24%~29%，T型淋巴细胞是白细胞的一种，是免疫功能发挥作用的重要指标。

考试期间，没有加入放松精神班的学生和加入放松精神班的学生比起来，没有加入的T细胞活性低了24%~33%，而越是放松精神的学生，免疫系统的反应越好。

人们生活在社会里，不可避免地会遇到各种各样的精神压力。学生遇到考试，心情紧张、不安，过分担心时免疫力不断下降。相反以积极乐观的态度去对待事物，免疫力就不怎么下降。

心理上的作用对生命的影响，比一般人所想象的还要大。凡事悲观的人，经常焦虑、贪婪的人，始终处在精神压力之下，也就是说，浸泡在去甲肾上腺素、肾上腺素等有害激素及更毒的自由基世界里。凡事积极、乐观的人则活在 β-内啡肽等有益激素的世界里。

人类本身具有优异的自然治愈能力——免疫机能。以前人们把心理和免疫力当作完全不同的两回事，现代科学证明它们实际上是一体。也就是说，人类体内有个比任何制药厂都强的制药工厂，当你正面思维时，体内的制药厂瞬间制造出对身体有益的药，用这个药治你的病。相反，当你负面思维时，体内工厂则制造对身体有害的药。

第三，分泌有益激素时必定会产生α脑波。

大脑分泌有益激素必定会放出α脑波。

大脑放出β脑波有益激素就会消失，大脑假如只放出β脑波人类不会长命，也难以享受人生乐趣。

凡事正面思维让大脑分泌有益激素并放出α脑波，生活会过得快乐。

在生活中，我们想做一件不容易办到的事，往往过于紧张而不能成功，也就是所谓的努力逆转法则在起作用，产生这种现象的激素是肾上腺素系的神经传递物质。

假若有意识地使大脑分泌有益激素放出α脑波，大脑的前叶联合区域（大脑最高级的区域）的机能被活化，此时，意识和潜在意识统一，脑的活动上升到更高的等级，感觉变得敏锐，发挥创造力，向着成功迈开步伐。

进食有益于有益激素的食物；进行增加肌肉及消耗脂肪的运动；进行产生α脑波的冥想，这三点是分泌出有益激素的关键。

第四，受到刺激时A10神经（快乐感神经）能让人产生快感。

A10神经（快活感神经）受到刺激时给人以快乐感，该神经不单与人类最原始的食欲、性欲、体温调节等生理需求有关，还与运动、学习、记忆有关，也与更高级的大脑活动——前叶联合区域有关。

美食、性欲给人快活感；运动、学习也给人带来愉快；为社会做出好事，得到精神上无比的幸福感，这一切快乐感可以说是来自A10神经，而且欲求等级越高越使人快乐。

人类的大脑可以控制A10神经。爬虫类、其他动物如猫狗也有A10神经，也给它们带来快乐感，但是它们没有控制A10神经的高级脑——大脑新皮质。

有高级脑——大脑新皮质的人类由于A10神经的刺激取得快乐感，人类也可以通过心理活动自由控制A10神经，掌握着能自由控制A10神经的钥匙的物质就是有益激素的β-内啡肽。

人体有365个穴位，指压穴位经由神经传到大脑的A10神经，促进分泌有益激素。

穴位受到的刺激时分两路走，一路通过脊髓传到大脑，引出有益激素；另一路通过脊髓传到内脏，促进血液循环。

第五，要懂得正面思维。

在日常生活中，往往见到这种现象，如怀疑老师、上司不喜欢我；或者父母只喜欢哥哥，不喜欢我；或者怀疑丈夫有外遇，只要看到丈夫和异性在一起，心里不高兴等等。这些都是以得失为主导的左脑生活方式。若情况未得到控制而发展下去就会变成病态。

有位女孩是个典型的负面思维者，无论发生什么事都认为为什么总是我倒霉，遇到不高兴的事情时总是采取逃避的态度，被父母说一两句，就把自己关在房里不出来，不吃东西，或者大喝大吃，以致发展到不断重复拒食或暴饮暴食。家里有三个兄弟姐妹，她总认为自己是最不得母亲疼爱的一个。实际上并非如此，母亲花在她身上的心思比起其他兄弟姐妹多得多，但她不会体谅。后来该女孩由于不断地拒食或暴饮暴食之外，又得了过敏症。

医生对她的治疗所采取的方法是：告诉她，把发生的事情当作理所当然。母亲说你不是，是因为你有被责骂的理由；让她接受所有的现实是理所当然。其次是让她设想所发生的所有事情都有因果关系，要设法找出它的前因后果，想想为什么会变得暴饮暴食。最初她难以接受这种思维的方法，经过多次的引导，在逐渐形成正面思维的习惯之后，她的病情也就逐渐好转，人也变得开朗有朝气。

人们生活在社会里，总有可能发生各种不幸，如亲人去世、车祸、失恋、失业、考试失败等等。这些都是现实存在的事实，关键在于怎样看待所发生的事情，这是至关重要而且影响很大的。问题是许多人误认为发生的事情将会左右自己的一切，这种想法是错误的。

开始养成正面思维的习惯较困难，假若遇到不幸或者不愉快的事都能以理所当然的事来接受，就容易进入正面思维。

最不好的是，一开始就认为完了！完全进入精神压力、逃避、硬拼的世界里，此时绝对不会分泌有益激素。

负面思维导致负情绪，负情绪引发绝大多数疾病

多嗔伤肝，多淫伤肾，多食伤胃，忧思伤脾，愤怒伤肝，劳虑伤神。

许多中医大师说：一切身体层面的疾病都起源于精神层面。也就是说，身病后于心病，身结起于心结，心不摇身难病！

中医的健康观是，"正气内存，邪不可干。""精神内守，病安从来。""精神安乎形而年寿得长"。中医的疾病观是，"邪之所凑，其气必虚。""一切邪犯者，皆是神失守位故也。""非其位则邪，当其位则正；邪则变甚，正则微。"

人，除了这个谁都能看得见的物质身体之外，还有一个情绪体，一个心智体，一个灵性体。疾病一般起始于情绪体，情绪一动，它就会在物质体里表现为有某些淤塞物，某些结。

当然，除了情绪导致疾病之外，意识、思维方式、心智模式等，也同样影响身体，导致疾病。七情致病里有情（情绪、情感）致病和志致病两大类，但这是不完善的归纳，正确全面的归纳应该是三个方面，情绪情感致病、意志致病和思维智力致病。说得更具体一点是，信仰影响思维，思维导致情绪情感而决定是否产生疾病。精神正则思维正，思维正则情绪情感正。正气内存，病就不生。

如果信仰信念不正，就会产生错误的思维模式，产生错误的心智；错误的心智模式通常就会造成情绪的淤塞，最后会表现为疾病。这里说的是那些根深蒂固的信念或思维惯性，它们一般是那些关乎你自己的对与错的信念。

细心的人不难发现，如果生活作息紊乱、不良习惯缠身，那么很容易破坏气血的运行规律，导致"垃圾"堆积，引发健康困扰。很多毛病都与"堵""瘀堵""憋"有关。及时疏通，避免人体堆积不必要的杂质和废物，才能给身心"减负"。

《黄帝内经》说："主不明，则十二官危，使道闭塞而不通，形乃大伤。"意思是如果人心里老是乱糟糟的，那所有的脏器就都很危险。这时，你天天吃燕窝、鱼翅也不管用。请记住，所有的补品都得在心态平和的状态下才能被人体吸收。如果你平常心里不踏实，经常忧虑恐惧，经络自然不通，身体当然就有毛病。

病是由心而生的。而人体这些经络、穴位都是通心的，所以，敲打它们能够缓解身体的病痛。但你的心结如果不打开，身体就无法再上一层楼，只能是处于一种维持的状态，也就是所谓的健康温饱状态，不可能真正地强壮起来。

《黄帝内经》说："主明则下安，以此养生则寿。"其中，"主"指的是人的精神状态，也就是咱们心脏所控制的情绪。所以，心脏必须要安宁才行，"主明"就是心安静下来的意思。"以此养生则寿"，这个时候我按摩穴位，打通经络才管用。

如果你整天胡思乱想，或者是忧虑恐惧、焦虑不安，心里一片混乱，这个时候任你按什么穴位都没用。

或许很多人都会有亲身经历。当你在身体有些小毛病，但没去医院检查之前，你的心理并未对疾病产生恐惧，也就是说，你在一定轻松的条件下对一些小病的治疗并不是过分重视！但如果你到医院检查之后，虽然是一样的病因，但是因为是医生给你颇多告诫和对一些病症的放大，会让你心生恐惧，并且，虽然花了很多的时间和关注在治疗上，但是因为心情受到影响，整个人处于一种焦虑的状态，病情也并未得到很好的缓解！

有句话说："心病仍须心药医。"就这句话而言，说明疾病在一定程度上与心情有不可分割的关系。

换句话说，生活中我们也会注意到有些人整天闷闷不乐，而且还不想找朋友诉苦的那类人，往往易得病，衰老得也更快。而天天带着笑容过日子的人，不易得病，比同龄人更年轻些。所以有一个好心情，就恰似有了一个好身体。所以说，乐观的心情和消极的态度，往往能将人的精神面貌体现得淋漓尽致。那么你就会发现心情的重要性了。

知道以前的秀才因为怀才不遇心情极为不佳后来就死了么？知道很多不治之症的人乐观豁达突破生死线多活十年的吗？人心情好了什么都可以解决，心情不好什么都会越来越糟，凡事都遵循吸引力法则，你越往好的地方想，慢慢你就会转变你现在的状态，从而会从顺转为不顺。你想开点，没有什么是过不去的，你要一直告诉自己，一切只是现在，什么都会好的。

古人在之前已经意识到好的心情对身体的重要性了，还有现在医师们也总结出了很多经验。

古人的治病方法在文字中有表述，人生没有好心情，病由心生。病，为什么有的人得有的人不得？规律是什么？真理是无一例外，无一例外为真理。

中医学家早就说过，善医者先医其心，而后医其身，其次则医其未病。"心"病更是如此，只有把"心"治好了，才能"药"到病除，身心痊愈。"杯中蛇影"中的杜宣，如果弄不清杯中的"蛇"源，就是老天爷也治不好他的病。

明代吴球的《诸证辨疑》，记载了这样一个故事：

一士人醉卧自家井边，半夜口渴，恍惚喝了自家石槽里的积水。天亮醒来发现石槽中游动着不少红色的蠓虫，从此胃中不适，茶饭不思,身体慢慢消瘦下去,人间的药用尽了,也不见好转。

吴球了解了他的病情后,特配了一副"好"药让他服下,不久,他就泻下很多红色的"虫"子。那个士人见了,胃中的胀痛霍然而失,病也一下子痊愈。可是他哪里知道,他泻下的"红虫"都是吴球事先放入便桶里的红线头。

把握病机,洞知病源,用情志相胜之疗法,不用一药一方,就能达到调养形神,祛病疗疾之目的,这是很多著名医家治"心"病的绝招。他们的妙药不在药架上,不在药箱里,都在他们智慧的心里。"行宽心和是一药,心静意定是一药,愤恨自制是一药,解散思虑是一药,恬淡宽舒是一药"。清代医学家程履新就说过:"大凡病源七情而起,仍须以七情胜服化制以调之,时者不悟,徒持医药,则轻者增重,重者乘危矣。"

心为一身之主宰,万事之类应。调和其心,则五官百骸未有不调和者。这有如木之根本,水之源头。因此心思为第一。

也就是说,真正的"心"病是不能用药解决问题的,有时不但于病无补,还会加重病情,出力不讨好。清代养生学家李渔在他的《闲情偶寄·颐养部》中就曾经说过"治情理性"的七种方法,书中将"本性酷爱之物"和"一心钟爱之人",都当作"治情理性"的良药。

目 录

第一章　情绪乱则不通，不通则百病生　/ 001

1. 紊乱是一切疾病的总根子　/ 002
2. 生病，是因为情绪能量在身体严重堵塞　/ 007
3. 正确观想将成为克服疾病的根本方法　/ 014
4. 积极思维有利于养生治病　/ 020
5. "吸引力法则"也证明了观想的伟大　/ 026
6. 意念疗法是医疗史上的奇迹　/ 031
7. 从心理免疫学看意念疗法的神奇疗效　/ 034
8. 从情绪上打倒生命"第一杀手"癌症　/ 040

第二章　气多了，容易病　/ 049

1. 赌气多了，容易得癌症　/ 050
2. 憋气多了，容易头昏脑涨　/ 054
3. 怨气多了，疾病容易恶化　/ 059
4. 怕什么来什么，过度忧虑容易成疾　/ 062
5. 唉声叹气，会让疾病越聚越多　/ 066
6. 怒火上心，容易脑出血　/ 069
7. 绝望，极有可能扼杀生命　/ 072

第三章　想开点，疑难杂症不用愁　/ 077

1. 放宽心，偏头痛不用愁　/ 078
2. 多想好事，掉头发不用愁　/ 083
3. 改变思维，换个活法，死症变活症　/ 086
4. 跟更不幸的人比一比，不犯胸绞痛　/ 089
5. 笑一笑，肿瘤绕着走　/ 092
6. 朝前看，某些生理疾病不用愁　/ 097
7. 与人为善，大肚子病不用愁　/ 100
8. 保持清净心，气出来的糖尿病不用愁　/ 103

第四章　这样做，怪病就好了　/ 109

1. 放松身心，能大大改善颈椎病　/ 110
2. 深呼吸，增强集中力，能大大改善白内障　/ 122
3. 亲近自然，多晒太阳，能大大改善肝癌　/ 126
4. 调息入静，能改善高血压、冠心病、糖尿病　/ 135
5. 坚定信念，激发求生欲，能救人于濒死　/ 139
6. 活用心理剧，能诱发患者自发改善心脏病　/ 147

第五章　想通了，人生更美好　/ 157

1. 闭关观想，能医治事业困境病　/ 158
2. 如入美妙胜地想，能医治人际关系病　/ 163
3. 静静地想，能医治人生愚痴病　/ 166
4. 充满自信地想，能迅速医治人生自卑病　/ 174
5. 忘我地想，能迅速医治烦恼痛苦病　/ 176

6. 做一块梦想画板，能大大改善排斥一切的心病 / 181

7. 有多美想多美，能改变身体瑕疵病 / 188

附录1　百岁寿星悟出的一句话长寿经 / 191

附录2　赠送长寿老人悟出的32首养生诗 / 195

第一章

情绪乱则不通，不通则百病生

1. 紊乱是一切疾病的总根子

精神紊乱是导致一切疾病的根本原因

科技在想方设法拉开人与人之间的距离，而道德却在千方百计地缩小人与人之间的距离。人类的短视杀人，比缺德杀人不知要多多少倍。养生观、疾病观里的短视无处不在，无数"大师们"抱着狭隘的观念还在洋洋自得，自吹自擂，许多医生每天都因为无知而在合法"杀人"。

观点不同，对待生命和疾病的态度自然就会大不同，如西医、中医、佛法的对待生命的不同之处：

西医——用物理学与分子化学来研究生命——在物质层面，偏见观；

中医——用阴阳五行精气学说来研究生命——在物质与精神两面，辩证观；

佛法——用因果与缘起等宇宙规律来认识生命——心法，心物一元，整体观。

由此可知，人类找不出绝症的根本原因，我认为是思维的局限，是视野狭窄、近视、肤浅的结果。西医头痛医头脚痛医脚，就是代表。身体有病，不从心理找原因，更不从精神信仰上找原因，只一味地局限于肉体原因，这不符合我们最近发现的关系宇宙的世界观、人生观、健康观、疾病观。因此，要想彻底找出绝症的原因，就得从身心灵整体医学的角度开始，就得拓宽视野，研究社会问题和宇宙自然问题，否则，就不可能高屋建瓴、整体施治。今天，医学要出大师，往大处说，就得研究宇宙、社会和人生，往小处说，就得研究身心灵。

中医的哲学基石是天人合一，还是辩证统一，还是天人合一下的辩证统一？这个问题是许多名医都没有扯清楚的。为什么扯不清？因为他们头脑里没有正确的天人合一世界观。天人合一讲的就是关系宇宙。用"关系宇宙"的全新世界观来看待疾病，就没有内外因之说，宇宙间的一切要素都可以映射到身心灵之中，都会影响身心灵的健康，都可能直接或间接导致生病。研究身心灵与疾病，也就是研究宇宙与人生。天人合一关系是强调整体关联性，辩证关系是在整体关联宇宙前提下宇宙万象运动的动力系统，两者一个是侧重宇宙观，一个是侧重宇宙运行的动力系统。其实，研究疾病，仅仅研究这两种关系还不够，还得研究宇宙运动的层次关系，因为层次关系才解决运动方向问题。

天人宇宙观——回答宇宙万物运动因果问题；

辩证宇宙观——回答宇宙万物运动动力问题；

层次宇宙观——回答宇宙万物运动方向问题。

我可以大胆地说，要研究疾病，首先就得研究三种基本关系——因果关系、辩证关系和层次关系。许多名医只研究狭隘得辩证关系，而不研究广义的因果关系，要知道，许多疾病与社会进步直接相关，许多新的绝症，就是人类进步的副产品。

身心灵三位一体，其中一个要素发病之后，必然会引发另外两个要素得病。这三者之间究竟谁是发病的根本原因呢？如果找不出根本原因，那治病就会杀人。许多人其实并不是病死的，而是庸医"努力"治死的。因此，一个称职的医生，首先就得弄清楚身、心、灵三者的内在逻辑。

已治愈许多癌症患者的国医大师邓铁涛，就对身、心、灵的相互关系有着独特的见解。

他认为，每个个体都受三套系统控制，具体表述如下：

第一套，自主神经系统——能独立负责肉体的运行；

第二套，情感意识系统——能部分控制人的行为；

第三套，天人感应系统——能在特殊时候影响人的行为。

自主神经系统极为负责，一生都在为肉体操劳，如心脏的自然搏动推动生命的周而复始运行，直到器官老化衰竭死亡；又如饿了就会向大脑发出信号。一般来说，我们的情感意识是指挥不了第一套自主神经系统的。基因是打包的逻辑程序，当然是自主神经系统的经典代表。一般来说，后天的意识、思想是无法直接左右这套即成的自主神经系统的。自主神经系统是否完全不受后天意识、情绪、情感的干扰呢？当然没有绝对的事物，这套系统的缺点是不能受到过激的干扰，否则也会造成基因紊乱，产出疾病。

第二套系统如果没有经过修炼，是很难真正控制人的行为的，平时宗教讲的修炼，大多数是指修炼我们的第二套意识系统的。这套系统如果出了问题，就会影响到自主神经意识系统，就会造成自主神经系统紊乱，就会得病。这套系统一旦紊乱，就会直接干扰自主神经系统的正常工作。

第三套系统影响人的肉体和精神也是直接的必然的。当一个人面对世界的不同环境与不同景象时，身体会相应发生变化。看见高山，不由得站立挺拔。看到大海，不由得心胸开阔。看到繁闹的自由市场，心头不由得烦躁。看到肮脏的垃圾堆，不由得感到心情压抑。外界的景象对我们有影响。

这三套意识系统，其实都会相互干扰和影响，尤其第二套系统会更多地影响第一套系统。

为了更清晰地归纳癌症发病的原因，为了彻底理清身、心、灵三者致病的内在逻辑，国医大师邓铁涛经过多年研究，得出如下结论：

紊乱是导致一切疾病的根本原因；

人生三个层次的紊乱＝神经紊乱＋心理紊乱＋精神紊乱；

精神紊乱导致心理紊乱；心理紊乱导致神经紊乱；

精神紊乱是真正的罪魁祸首；精神紊乱从信仰缺失、错位、杂乱开始；

信仰缺失——杂念丛生——心理紊乱——神经末梢紊乱——造出假细胞。

具体还可以表示为：

根本原因——灵病——信仰缺失——杂信丛生——信仰冲突；

主要原因——心病——情绪紊乱——情感飘忽——情智阻塞；

表面原因——身病——神经末梢紊乱——细胞基因功能失调——造出缺陷细胞。

这是从科学的角度更进一步论证了中医平衡健康学说的正确性。平衡说得太抽象、太宏观，这正如告诉学生说要认真学习一样抽象而没有实际意义。为了挖掘失衡的根本原因和生病的具体过程，我们找到了生病的内在逻辑——没有信仰或信仰杂乱导致心神不宁、心绪紊乱，再导致神经末梢紊乱，进而导致造出大量缺陷性细胞，最后生出肿瘤和癌症。

以糖尿病为例：

糖尿病古中医《内经》称为消渴病，消和渴是症状，消渴症产生的原因很多，但根本原因在大脑皮层。大脑不能支持内脏器官的原因，多因交感神经的亢奋，迷走神经抑制，致使胰岛素分泌下降，血糖升高。同时因交感神经亢奋，肝糖原被动员出来，使血糖的浓度进一步增加，胰岛素的分泌降低，使调整血糖的浓度的功能失调而形成糖尿病。

中医对糖尿病产生的根本原因可以归纳为——大脑神经系统紊乱导致机体组织代谢紊乱，即高级中枢神经活动紊乱直接影响糖代谢紊乱，血中糖由肾外排，最后导致肾疲劳，肾功能下降，出现恶性循环。

因此，治疗糖尿病必须根据这个原理组方，方剂才会合理。其组方原则包括强壮中枢、调整整体、补益肝脾二脏和补肾四个方面。

由此看来，代谢紊乱引发的一系列疾病，罪魁祸首都是大脑中枢神经系统紊乱所致。大脑神经系统紊乱，则气血经络紊乱；气血经络紊乱则四肢百骸紊乱，于是百病生焉！

《内经》一书说："悲哀忧愁则心动，心动则五脏六腑皆摇。"人的情绪一来，心气、心神就会立即失常，就会波及五脏六腑。元朝大医罗天益在《卫生宝鉴》中说："心乱则百病生，心静则万病息。"《素问》中说："得神者昌，失神者亡。"《寿世保元》一医书的作者龚廷贤说："惜气存精更养神，少思寡欲勿劳心。"这些大师都在说，紊乱是一切疾病的总根子。

信仰、信念与健康长寿

仔细观察不难发现这样一种现象，凡是健康长寿的老人，大多是心态平和，遇事从积极方面去思考问题，也就是我们常说的，他心里有"主心骨"。所谓"主心骨"，其实就是一种信仰、信念。我国哲学家赵鑫珊教授曾经说过："信仰对支撑一个人是至关重要的。"君不见，那些从枪林弹雨中闯过来的革命前辈，那些在新中国成立初期曾经艰苦奋斗过的老人，大多健康长寿。艰难困苦的生活，不仅磨砺了他们的意志，坚定了对他们的信仰，更让他们的身体能适应艰苦的环境。一个人心中有了信仰、信念，心才会静，才会定，心静心定，人体的各个系统才会顺畅，生命才会旺盛。

美国作家华莱士·沃斯特在20世纪就出版了《精神信念决定生老病死》一书，他在书中告诉我们，人应该有自己的信念，坚守自己的精神家园。健康的精神，才能造就健康的身体。有信仰、信念的人更有幸福感。荷西·西瓦创造的"信念疗法",不仅为现代医学研究的成果所证明,也被古今中外的长寿者所证实。许多医学专家告诫我们,很多癌症患者,不是因癌而死,而是因恐惧而死。这正如,一支军队如果没有信仰、信念的支撑,是难以战胜敌人的。

信仰和信念是一种精神,对个人来说,它是生命的太阳,它可以产生力量。孙中山先生有句名言:"有了信仰就生出力量。"美国作家马克·吐温也说过:"信仰是可以创造奇迹的。"如果我们坚信马克思主义,就不会相信有什么救世主,就不会以穷变节,以富易色,就不会为利所惑,为势所屈。从而真正做到仰不愧天,俯不愧人,永葆革命者的本色。而那些贪腐官员,就是因为背叛了他原来的信仰、信念,整日惶惶不安,哪里还谈得上健康长寿。

信仰和信念任何人都可以得到它,但要特别珍惜它,保护它,通过不断学习和实践滋养它。因为任何一个成功者,没有它是不行的。

2. 生病,是因为情绪能量在身体严重堵塞

为什么身体通道会出现阻塞呢?

无论身体疾病还是心理疾病,在人体都会表现为某一部位能量通道阻滞,而按摩则是"一个和身体对话的全过程"。对话好了,经络畅通,身心疾病也就消失了。找到导致疾病发生的人体能量阻塞区域,通过按摩改善这通道,形成通畅的能量供应通道,有炎症的就会消失,有损伤的也就自动修复了。

为什么身体通道会出现阻塞呢?

很大一部分是由于情绪,小部分才是因为外力造成的。人生气时会觉得心里难受,就是因为情绪影响内动力,损害五脏里的精力,引起身体能量的内燃耗,就是内耗。情绪比外界的环境不好更影响我们

的身体。所以，体内环保还需从情绪入手。

身体像是我们历史的记事本，藏着所有的记忆、创伤和故事，它通常以疾病的形式提醒着我们。情绪以一种信息形式在神经和经络传导，当某种情绪过大，传导神经就会受到破坏，堵在那里，从而形成一个记忆。我们身体的背部肌肉对应着不同的脏器，通过按摩可以了解身心内在状态。比如：

肩颈板硬、酸痛，通常是愤怒积压而成的。

左侧肩胛骨与背椎间板硬，易导致心脏问题，主要由伤心、委屈等情绪累积。

右侧肩胛骨板硬主要由于抱怨、不满等情绪积压所致，易导致胃部炎症。

后背部板硬的人通常具有讨好性人格，会出现内分泌失调，代谢紊乱，并且容易得糖尿病。

腰椎板硬主要受恐惧的情绪影响，易导致肾虚、肾炎和腰椎间盘突出等问题。

骶椎僵硬的人要注意抑郁症的倾向，因为经常会独自生闷气。

为什么会如此神奇，一摸一个准呢？中医一直讲致病的几个大因素，无非是六淫七情，六淫是我们可以抵御的，风邪寒暑燥湿，通过我们的皮肤进入我们的身体。热了可以找个阴凉地，冷了多穿一些，只要我们起居有节，能按四时而生，符合自然规律，就可以抵御外界之病。七情对身体的影响比较复杂。

哈佛大学曾有一个调查：90%的病来自我们的内在，来源于我们的情绪，大部分癌症病人与父母关系不好，负性情绪过多，抱怨消极情绪在生命中占大多数。《黄帝内经》里有五脏与五志之说，每种脏器代表一种能量，代表一种情绪。

其实，情绪就是一种能量，如果我们长期处于情绪当中，它会形成一种物质留在我们的身体里，阻碍我们吸收正常的身体养分，造成身体器官功能失衡，从而破坏身体内部平衡系统，造成疾病。

中医是世界上最早注意身体状况与情志（精神状态）关系研究的学科。它将所有的疾病因素分为两大类：内因和外因。所谓内因就是指七情，包括喜、怒、忧、思、悲、恐、惊。每个人都曾有这样的经历：当自己生气、愤怒、悲伤或焦虑时，就会感到浑身不适，严重时甚至一病不起。

几千年来，中医总结出了情志对身体健康的影响规律，反过来也发现了身体状况对于精神状态的影响。也就是说，如果身体某方面出现了问题，那么精神状态也会受到影响。比如：

患有严重胃病或肝病的人——总是脾气暴躁；

患有严重肺病的人——大都郁郁寡欢；

肾虚的人——总是处于惊恐和杞人忧天之中；

心脏不好的人——大多无欲无求……

近年来，西方医学对这个问题也开始重视起来，并提出了"21世纪对人类健康危害严重的疾病是心理疾病"这一理念。

我们每个人都是医生，我们每个人的身体就带着一个医生。我们绝大多数的病，都是我们后天得的，都是我们自己买来的。在我们的五脏当中，我们的肝是藏血、补血作用的，如果我们把我们的五脏比作一个国家的话，肝就是一个将军，肝起到了保护我们身体的作用，肝补血，身体是依靠血液中的营养生存的。脾主土，就如一个国家的皇后，母仪天下，起到蕴化的作用。心主火，属于一个国家的皇帝，心脏，是不受邪的，心包经就是代替君主受邪的。心包经最后走到膻中穴，当我们感觉心中不舒服的时候，就是我们的膻中穴部位有感觉，会觉得这个部位纠到一起去了。这就是我们的心包受邪。这也是为何当我们伤心的时候，后背左侧心俞会隆起，因为隆起的部位，对应前面的部位就是心包经。

那么到底病是怎么来的？有些人整天担心、着急、牵挂、盼望……各种心情都很多，这样的人就符合一个，患者的"患"字。心老往上蹿，今天担心孩子，明天跟这个人着急，跟那个人生气，跟这个担心，跟那个害怕……这还得了，您准备做患者吧！心平静才能长寿。两个火加起来就是炎症的炎字，而这两个火又是由心变的。一个人加上左面跳动的两点就是心脏的心，这么一点拿过去跳大了跳到右面去了，那就麻烦了，就变成火字，两个火一擦就是，发炎的炎，那就上火发炎了。

经常焦虑，得皮肤病的人，除了背部隆起外，这个部位是不通畅的（下腰部分椭圆形），焦虑后，会造成恐惧，肺为金，金生水，所以接下来就会伤害肾经，所以，这个部位就会不通畅。每一个情绪是互相转化的。

容易被激惹，容易暴怒的人，其实他的内心是弱小的。因为他的内心没有力量，所以才会发怒。他底层的情绪，就是恐。而真正厉害的人，其实内心是平缓的，是如如不动的。

我们的肾，就是我们的要根。农村中流行有句话，十个胖子九个富，就怕胖子没屁股。其实，人的屁股代表人的肾，如果这个人很胖，但他的屁股是尖的，上半部是瘪进去的，没有弹性，那他的内分泌是有问题的，肾肯定是虚的。这样的人，他的承担能力就差，他的内心的稳定力就差。还有一句话，十个瘦子九个贫，就怕瘦子没精神。精神来源于肾，如果这个人瘦，但精力很充沛，这样的人，就有财富。肾在生活中，代表财富，在生命中代表了根本。

《道德经》里面记载着：重为轻根，静为躁君。知其雄，守其雌，为天下谿，为天下谿，常德不离，复归于婴儿。雄，就是生长，生发，雌，就是根本，知道发展，同时要懂得守根本，这样的人，就如天下的溪流，周围所有的水都会流入溪流中，就会长期得到，恒常德性就能始终存在，最终回归婴儿的状态。每个人只有懂得如何做人做事，身体才能健康，健康和我们的行为是息息相关的。

坏心情，易生病

美国的约翰·辛德勒博士在《病由心生》一书中说：坏心情，易生病。

他在研究表明，人的心理活动和机体的生理功能之间存在着一定的内在联系。良好的情绪可以使身体处于最佳状态，而不良情绪则会降低某些生理功能，使人体免疫系统发生紊乱，从而引发各种身体疾病。这绝不是耸人听闻，有大量的医学研究成果可以证明。为此我们应该高度注重自身的情绪变化，做自己情绪的主人，因为这将关系到我们生命中最重要的财富——健康。

情绪就像风，是看不见、摸不着的东西，然而它却扮演着十分不同的角色。良好的情绪像夏日里的一阵清风，片刻间送来阵阵清凉，熨帖着身心的每一个角落。积极的情绪，如爱与温情、感恩、振奋与热情、毅力，等等，就如同灵丹妙药，不仅可以让我们心情愉悦，而且还会提高我们的身体免疫力，我们称之为心理免疫。

美国抗癌协会发表的一项研究结果表明，大约有10%的患者癌症会自然消失，为什么会有如此奇迹发生呢？科学家研究认为，至少有十几种因素可以促使癌症自然消失，但心理因素的免疫作用在其中所起的作用是至关重要的。

当然，有积极情绪，也有消极情绪。消极情绪就像冬天里的寒风，刺入骨髓，让人无所适从。古语有云"愁一愁，白了头"，这绝不是空穴来风。研究表明，消极情绪会使人失去心理上的平衡，人处在忧伤过程中，会出现心跳和呼吸频率紊乱，身体无力，面色苍白，额头冒汗，神经功能失调，内分泌功能紊乱等症状，这些都会严重损害人的健康。有时消极情绪虽仅持续几秒钟，却会产生严重的后果，需要长期大大改善。

既然情绪对人体健康有如此重大的影响，如何保持身体健康的秘诀就不言而喻了，那就是要管理好自己的情绪。情绪作为一个人内心情感的外化，它是短暂的，并具有情景性。消极情绪的一次爆发，会影响到一个人一段时间的心情，心情不好，自然会产生种种心理疾病。而医学证明，76%的疾病都是心理性疾病！例如肌肉紧张、胃痛、结肠痛、情绪性"阑尾炎"等身体疾病，大多是由心理疾病引起的。因而我们要消除自身的负面情绪、培养健康的心态，单靠其他任何的保健方式都只能是事倍功半！

也许你很难相信这个事实，但实际上诸多的事例已经证明了这一结论的真实性。几年之前，位于新奥尔良的奥切斯勒诊所发表了一篇论文，文章表明在500名连续接受肠胃疾病大大改善的病人中，有74%的人都患有情绪性疾病。而在20世纪中叶，耶鲁大学门诊部的一篇论文中也显示，到医院就诊的病人中有76%患有情绪性疾病。医学证明，76%的疾病都是情绪病。

研究表明，不良情绪能导致的几百种疾病中的一部分。每种疾病后的百分数反映了在患有这类疾病的病患中，有多少人是由不良情绪造成的。这些数据都是根据我几十年的行医经历统计出来的。

要知道，大多数疾病都是由不良情绪造成的。强烈的情绪反应会带来严重后果。

有一天，早上9点的时候，我们诊所抬来了一位病人。他太虚弱了，几乎走不了路，头晕目眩，无法站立。他的心跳快到了每分钟180次。不但如此，他还在呕吐，大小便失禁。这样的状况在他入院后持续了三个月，有好几次我们都以为他活不下去了。

事实上直到那天早上的8点以前，他还是一个非常健康、身体强壮的人。大约8点的时候，他走进妻子的卧室，发现妻子杀死了他们唯一的女儿，正准备自杀。从见到这一幕开始，他就一病不起。他没有患癌症、肺结核或是心脏病——尽管他虚弱得看起来好像同时得了这三种病。他只不过受到了强烈情绪的困扰。

我们不要忘了：我们中的任何一个人，如果遭受同样的精神打击，恐怕也会患上严重的疾病。没有人能够对情绪性疾病产生免疫！

生活中有许多人，常常感到莫名的烦恼，但就是理不出个头绪，或者说，总是在担心，顾虑重重，又不知如何是好。在这种情况下，最好静下心来理理思绪。

第一步：鉴别自己的情绪状态，并向自己说"停"。

每个人都难免受情绪的困扰，坐下来要做的第一步，就是先给自己的情绪反应下一个定义：它是焦虑、恐惧、沮丧、悲哀、焦躁、讨厌、失望、气愤、兴奋、激动、狂喜等等情绪中的哪一个，还是其中几种情绪的组合，不论是哪种情形，先把这些写下来。记好后，大声地向自己说"停"，告诉自己："我已经受够了这些不良情绪的干扰，该向它们告别了！"

第二步：按强弱程度详细列出可能引起"心烦"的原因。

仔细想一想引起自己心烦的可能的原因，如果一下子想不出来到底是什么原因，可简单地说出是什么方面的问题，以给自己找到一个清晰的答案。比如，是因为儿女不孝、家庭不睦、对自己不满、老伴误解自己、老朋友亡故、经济压力、疾病困扰……原因可能是多方面的，应把这些问题按影响程度排个顺序。

第三步：找到解决问题的办法，走出烦恼的阴影。

当明白了问题的关键所在，自然要着手想办法处理这些困扰自己的事情。在解决问题时，别忘了问题常常不是一个人就能解决了的，因此还要学会向亲人朋友寻求帮助。其实，人出现心烦很正常，也并不可怕。可怕的是有些人产生心烦这种不良情绪后，不能正视，也不能有效地排解，以致在不良情绪中越陷越深，甚至引发一些心理疾病。如果心烦，首先要做的是宣泄。找一个值得信赖的人把烦心的事说出来，会获得一吐为快的愉悦和轻松。

许多时候，身体得什么病，都是由什么情绪导致的。我们一直不知道，身体每处的不适都与自己的情绪有关。我们的疾病都是自己制造出来的。我们的身体是世界上最奇妙的机器，能反映我们内在的思想和情绪，且时常和我们"对话"，告诉我们它的种种情形。我们应该花一些时间，来留心倾听。

3. 正确观想将成为克服疾病的根本方法

观想是克服疾病的根本方法

克服生命之疾的根本方法，就是和终极实在建立联系，而与终极实在建立联系的唯一方法就是观想。观想的目的是拉通，是实现高峰体验，是终极的实在。观想能使破碎的肉体、情感、思想和灵魂变得越来越统一、整合和神圣。

头痛是细胞对偏狭的反抗，癌症是细胞对失衡的呐喊。疾病在本质上，是人的信仰缺失或紊乱，在意识层面失去了次序或和谐，失去了表达与实现愿望的能力。生病，就是意识失去了对肉体的控制权。细胞的核心是上帝，是大爱，但由于毒素的过度污染，欲望的过度膨胀，嗔恨的过度淤积，精神的过度扭曲，导致物质垃圾和精神垃圾排泄的不通，从而致使细胞失去自净功能而走上管理瘫痪的自绝之路，导致细胞生产紊乱，于是疾病就产生了。

谁应该为疾病直接承担责任，人的自主意识。因为人的意识对周身照顾不周，致使某个部位的细胞，被污染或被冷落失去尊严而奋起反抗，于是便产生了疾病。因此，莲花生大师说："疾病的本质是意识病，是灵魂病，是精神缺陷病。"

疾病只有一个目的，就是在唤醒我们对整体的爱，在唤醒我们对失去尊严的细胞重新施以平等的关爱，在唤醒我们关注即将耗尽的肉身，在唤醒我们及时排除身心灵的各种垃圾，从而获得身心灵的整体动态平衡。

要知道，疾病并不是某种意外造成的，在本质上，它就是你的意识和灵魂的局限，导致了你对肉身的无知和狂妄，所以不是路途中的干扰，而是道路本身出了问题。

综上所叙，关注人意识的完整性、道德性和方向性，就成了拯救疾病，关注健康长寿无法回避的重大问题了。

关于这方面的大师有许许多多，如《黄帝内经》《难经》《伤寒论》《神农本草经》《金匮要略》《中藏经》《脉经》《甲乙经》《太素》等九部中医经典，都对此有精辟的名言警句论述。博大精深的佛教经典《大藏经》中，对此也有许多精妙的论述，尤其是藏传佛教和中国禅宗里的坐禅，对控制我们的意识，净化我们的意识，引导我们的意识，提升我们的意识，都有十分详细的运行步骤。佛学诸多经典中都从不同角度表达了——观想能治百病。

不说别人，在我身上也不时发生一种奇特的现象，许多经常拜我为师与我交流的朋友，来听课时肌肉紧绷、脸色苍白、目光忧郁，听着听着脸就红润，皮肤变光亮了，脸上气色就好看多了，肌肉也放松了，走起路来也精神多了。跟我一些时间的人，回家后不时回忆我告知的健康信息，身上的某种病都开始好转了。于是，更多的人越来越愿意跟我交往，甚至愿意拜我为师，希望得到我的"魔力"。我说别把笑话开大了，我有自知之明，我没有任何特异功能。真正有特异功能的是高端信息，而且，我自己对自己身上存在的"魔力"却不以为然。有几位有心人，认真研究我讲课的内容，他们得出结论——善知识能治病！

信息具有能量，高端信息自然具有高端能量。讲座就是传播信息，信息就是能量，正信息就是正能量。一个身体不健康的人，若处在正能量场之中，很快就会纠正他错误的跑偏的能量，很快就会理顺他身体的气场，打通他的身心灵的淤塞和隔阂，清除掉淤积多年的垃圾，正如冬天掉到河里，起来后立马坐在火炉边烤火一样，有热量的环境就是有正能量。如此一来，身体哪有不好转的呢。

人是环境的产物，如果理解得深一点，环境也可以随时改变人的肉体结构，甚至精神意识，因为每个人的心与境是交互影响互助互生的。事实上，任何内外的环境变化，都会引发身体细胞的活动与生长的重组。

当一个人面对世界的不同环境与不同景象时，身体会相应发生变化。看见高山，不由得站立挺拔。看到大海，不由得心胸开阔。看到繁闹的自由市场，心头不由得烦躁。看到肮脏的垃圾堆，不由得感到心情压抑。外界的景象对我们有影响。而当我们闭上双眼，观想出一个形象的时候，它不但对我们有影响，而且要比外界看到的景象、形象对我们的影响更深刻、更有力……想什么，是什么。观想什么，受什么影响。

有人会问，同一个环境，为何造就了不同的人？因为凡夫过于执着物质的表象，以致心力脆弱，无法运用心灵的力量来改变外境，所以产生"心随境转"的现象。圣人可就不同了，他们心中没有杂念，心力强而且专一，所以能"境随心转"用心力来改变外境，产生"神通"和"奇迹"的现象。

我讲座中对身体健康最起作用的是什么呢？是传递一种"观想身心灵"的技巧。大家都知道，人体中潜藏着无穷的能量，一旦这些能量被激活，就会产生意想不到的结果。本书就是集中探讨观想与健康，以及运用观想大大改善疾病的方法和技巧。

世界顶级神经科学家的证明

哈佛大学一位世界顶级神经科学家曾做过一个实验：

如果人长期对观音菩萨进行观想，大脑内部就会产生惊人的变化，有的回路会变得十分活跃，有的回路会变得逐渐萎缩。许多新的神经树突会逐步形成，新的神经元发生彼此接触。观想一段时间，大脑内部就会形成新的结构，这个结构会形成新的意识主宰，并对微妙的世界变得十分敏感，从而改变人的思维，行为也会得到大大改善。最明显的是，观想者的面部长相会表现出三个方面的直接变化——丰满、红韵和有高贵气质。当然，经长期观察还得出观想的许多其他好处，如多巴胺增加、健康长寿、改善记忆、延缓衰老、思维敏捷、热情友好、悲天悯人、精力充沛、知足快乐、和谐完美、自信自由等。而且，越虔诚的修行者，修炼时间越长越专注，得到的正能量越多，身心越健康。

大脑扫描技术是我们得以看清大脑的运作活动，而我们看见的是惊人的。每个情绪或念头的升起，都会立即改变血液与脑部多处的电子化学活动，同一情绪与念头也从不重复出现。由此可知，大脑的神经是可以通过观想而被重新塑造的。

如要塑造人的慈悲心，就可以通过观想大脑内部的前扣带，观想前扣带时间越长，前扣带就生长得越丰满也越活跃，而越大的前扣带就相对来说更有同情心和慈悲心。修行这一部分越多的人，人会更有慈悲心会更显示出人格魅力。

全世界类似的实验很多，到目前为止，虽然还不能透彻了解观想是如何改变大脑和人的意识精神领域的，但有一点却是十分肯定——人确实被改变了，这是事实。

现代《细胞学》一书中说，身体内的细胞每七年就更新一次，某些部位细胞更新的频率更高、更快速——有些每个月更新，有些甚至每天更新。根据量子物理学、量子生物学、现代数学的最新认识，信念模式的力量，会带领我们成为期待的模样。

现代医学最新结论：信念对DNA具有深远的影响力。目前已证明，人类的遗传基因不仅可以改变，甚至会随着能量振动起舞。DNA不如想象中的稳定。DNA不同的层面和基因彼此重叠在一起。就算是双胞胎出生时完全相同的DNA，也会随时间的改变差异性逐渐明显。

美国新生物学的先驱布鲁斯·立普顿研究证实，人类的想法和感觉可以渗透到体内细胞，并对其产生影响。他说："人体的生物化学功能显示，人类的存在受DNA影响，远小于受到思想和生活方式的影响。"DNA虽然建构了身体，但信念却影响着建构，规定了DNA作用的方向。

现代神经科学中令人振奋的发现：集中注意力，能塑造我们的大脑结构。我们把注意力集中在哪里，就会把认知资源导向哪里，并直接激活大脑相关领域内的神经元放电。研究也显示，如果动物因听到某种声音而获得奖赏，它的听觉中心就会得到扩展，以此类推，视觉、触觉、嗅觉、味觉也一样。另一个注意力改变大脑的例子是，小提琴演奏者左手经常要快速而准确地按弦，因此表征左手的大脑皮层发生了惊人的生长与扩展。而且大脑永远不会停止生长，它会根据个人经历的不同而不断发展。总之，目前已证明人类的大脑神经具有明显的可塑性。神经可塑性指的是大脑作为对经验的反应，产生新的神经连接以及新的神经元的能力。

中医早就知道，当一个人长期处于恐惧状态时，会造成慢性病、僵硬和许多身体症状。但现代大脑研究发现了更深层的现象，即当人类某种情绪状态维持较长时间时，大脑中负责该情绪的神经细胞连接便会重组排列。这是一项重大发现。由于重新排列组合，大脑释放出其他激素和神经传递素——儿茶酚胺；由于脑内持续分泌儿茶酚胺，因而改变了器官的结构和功能。

目前已经证实，透过这些讯号，甚至连细胞都能改变。当一个人处于恐惧状态时，大脑会分泌出称之为多巴胺的神经传递激素和压力激素可体松；大脑以这种方式使DNA的次序停顿，或复制部分其他

DNA长链，进而创造出新的遗传基因。

总之，大脑能够改变细胞结构和功能，其改造的动力来自我们的想法、情绪和信念；来源于我们的仁、智、勇。因此，我们平时的一句话，都会对自己和他人造成或正面或负面的影响。

现代临床研究，观想、正念、默观、内观、全观、止观、坐忘、心斋、祈祷等，都有助于加强调节情绪的脑区，并促进它的生长，从而稳定心理，使人实现情绪平衡，获得恢复力。无论是东方，还是西方，都已懂得使用这些使人幸福健康的方法了。

德国最近有一研究发现，如果患者真的相信药物会发生作用，那么即便在使用假药的情况下，也可以导致其大脑释放止痛物质，达到跟使用真药一样的效果。这一研究从生理学角度进一步印证了医学上的安慰剂效应，即正面思考对于病人潜在的积极影响。

心理学反复证明：大脑是能量流、信息流流经的物理机制，心理是调控能量流和信息流的过程，人类的疾病与心理因素有着巨大的关系。人生有冲突，就会有疾病产生；有大冲突，就会有大疾病产生。其实，许多疾病都是心理不健康在肉体上的折射反应。西医将之称为"心因性疾病"，如肿瘤、结石类、乳腺增生、青光眼、高血压、糖尿病等种类的病多属心因性疾病，患者最大的特点是检查不出器质性变化，主观症状与客观体征不符。因此，俗话说得好，心病还须心药医，这才能从根本上消除疾病。

4. 积极思维有利于养生治病

正面思维能影响健康

中医最高妙的是唤醒人体内药的自愈自疗能力。从中医的角度来看，意识对生命有很强的影响力，这是毋庸置疑的。古人说："恬淡虚无，真气从之，精神内守，病安从来。"就是指人只要思想淡泊，就不容易生病。所以，有些病是不能去想的。这就叫心理作用。心理作用会有一种指向性。指向性的意思就是：你常常想自己会生癌，癌就有可能被你想来。因为，你的心理上已经指向生癌了。

现在有一种奇怪的疾病叫作假性怀孕，就是一个很想生个孩子的女人，有时候会突然停经，肚子也会胀大，但是却经不起检查，因为，肚子里面是空的。女人的月经，是信息系统自组织的，它也会受思想意识的影响。

下面我们来进一步理解，为什么运用观想意念可以治病呢？

观想主要是利用思维的力量。那么，思维对于一个人的健康具体能做什么呢？具体能做四件事。

第一件事，控制情绪波动；

第二件事，控制情感喜好；

第三件事，控制情意信仰；

第四件事，控制能量流动。

首先，思维能控制情绪。

中医认为人的情志有七情："喜怒忧思悲恐惊"，七情与脏腑的功能活动有着密切的关系，七情分属五脏，以喜、怒、思、悲、恐为代表，称为"五志"。七情是人体对外界客观事物的不同反映，是生命活动的正常现象，不会使人发病。但在突然、强烈或长期性的情志刺激下，超过了正常的生理活动范围，而又不能适应时，使脏腑气血功能紊乱，就会导致疾病的发生，这时的七情就成为致病因素，而且是导致内伤疾病的主要因素之一，故称为内伤七情。

思维可以控制情绪，那么自然就能控制疾病。未经意识训练的人是很难控制自己的情绪的，正因为如此，儒释道及印度瑜伽等，都十分强调意识的自主、自控、自在修炼，一个未经历意识修炼的人，是不可能成功卓越的。伟大与意识修炼意识控制成正比。

其次，思维能控制人的情感喜好。

思维能控制人的情感寄托和日常喜好，控制人的行为。人是能学习的智力人，每天都通过电视、网络、杂志、图书等多种渠道听到或看到关于如何才能健康长寿的信息和知识，尤其是与自己或亲人有关的疾病的知识，我们都会特别关注，仅仅从意识上，我们就会有意无意地控制我们的不良习惯，会强化我们的正面情感，会回避一切负面的情感和恶习。也就是说，一个人生不生病，仅仅在日常情感和行为习惯上，就是可以通过意识的控制而实现的。

如不经常晒太阳，则可能导致骨质疏松、前列腺疾病、手足口病以及癌症等疾病。过于迷恋抗菌肥皂或洗液的功效，会削弱身体的抗菌能力，导致皮肤过敏反应。整日吹空调会增加感染细菌和病菌概率，尤其是呼吸系统疾病和过敏。另外，睡得太多的人容易患心脏病、糖尿病、肥胖等疾病。运动过量则可能造成关节严重磨损。

再次，思维可以控制人的意志力和信仰。

一个没有信仰的人，最容易出现心理疾病，心理疾病如果没有得到及时救助，就会危害社会，就会伤害自己。我个人深思后认为，信仰危机才是疾病的本质危机，从无数的心理救助中得出，凡是没有信仰的人，得病率比有信仰的人要高200%。全球道德失范，世界观、人生观、价值观错乱，才是人类真正的灭顶之灾。

我们常说人生观、世界观、价值观，很少说生命观，其实生命观是最基础的。热爱生命，就是要追求幸福；珍惜生命，就是道德之源；敬畏生命，就是终极关切。人需要精神信仰，对生命的关切。现在教育缺少关于生命观、关于精神信仰这方面的东西。缺乏信仰与信念，没有本民族的东西，这个问题确实存在。年轻人觉得没有根，不知道把根扎到哪儿，扎到我们这儿觉得没根，扎到外国扎不进去。

如果不立即扭转人心浮躁，功利至上，社会诚信差，人与人之间缺乏信任的乱象，疾病将会铺天盖地地入侵人类，用大量的流血和死亡给人类上一堂生动的思想课。

最后，思维能控制能量流动。

道家的内丹学说，主要就是通过意识在肉体中的修炼，使人身的元神与元精聚合而修炼成的灵丹，可通表里，能润肌肤，调理五脏六腑之寒热，能通奇经八脉之滞碍，能消九窍百骸之障蔽，除邪恶，理正气。

外在的能量能否流进体内，全部都得由思维意识决定；体内的能量流动，意识思维也有一定的决定权。如意识紧张，导致肌肉紧张，肌肉紧张就会导致血流不畅，气血不畅就会导致体内的能量不能按质按量地输送到需要的地方，就会导致能量失衡而生出各种疾病。如紧张可以使血压升高，这是自然反应，不必过于担心。放松状态血压是正常的，说明没有高血压。

人体中的经络穴位为什么能治病，就是因为人体内本身就有治病的良药。药有内药和外药。人体浑身是宝，中医所倡导的经络学说，也就是"人体药库学"。由此可见，体内本身就具备强大的能量。而这些能量能否被调动，就依赖于调动的方法和技巧。点穴按摩是行为调动，思维意念是意识调动，两者各有优劣，运用得好，都能收到事半功倍的疗效。

从上面思维对身体的四个具体作用可知，意识是可以掌控人的健康的，是可以医治人的多种疾病的。观想是意识的一种，而且是十分优秀的意识，因此，观想自然对疾病有很好的疗效。

人生理上的一切病，多半是由心理而来，所谓心不正，心不净，人身就多病。身之病四千八，心之病八万八。一个人完全可以通过观想的力量，来远离失序、疾病、黑暗、仇恨、贫穷和失败；也可以通过观想的力量，来获得和睦、健康、光明、快乐、幸福和自由。

观想的主题有许多种，其中最富长期疗效的就是慈悲观。慈悲观就是人不仅要观慈悲，而且要时时刻刻践行慈悲精神。

换句话说，人要想不得病要想长寿，就得有德。在《论语》里面也讲过，"智者乐，仁者寿"。仁者就能寿，过去俗话里也讲了，有大德者必长寿。唐代有一个非常著名的医学家，叫孙思邈，他在自己的医学著作《千金要方》里就说过"德行不克，纵服玉液金丹亦未能延寿"。也就是说你的德行如果不能够达到一个很好的程度的话，那么即使去服用什么玉液金丹，也不能够延长你的寿命。他还讲："道德日全，不祈善而有福，不求寿而自延。"如果你的道德不断地完善，即便你不去祈求善也有福，不求寿自己也会延长寿命。他最后得出结论是："此养生之大旨也。"这就是养生的根本道理。

人是爱的产物，爱在我们生活中表现为注意力，你注意什么，就有怎样的身体和人生。注意负面的分裂的，你就肉体生病，心理痛苦，精神萎靡；注意正面的，你就肉体健康，心理快乐，精神自由。

因此，人生在世，何事最为重要？当然是修心。而修心的重点就是修思、修注意力正负。否则，纵有亿万身价，高官厚禄，若心如炼狱，百病缠身，勉强活着也是了无生趣，生不如死。人人都有思维能力，但并不是人人都会想。于是乎，人生大戏由此开始，成败、荣辱、得失、贵贱、疾病等，均由此而来。总之，注意力在哪里，心就在哪里；心在哪里，人就在哪里。

总之，思维一健康，多活二十年。你不健康，都是因为思维害了你，若不清除思维疾病，若不提升思维品德，就别指望会能幸福长寿。

《大藏经》中有太多观想打通身心灵的案例

用观想来治病的例子，《大藏经》中多得不胜枚举。我们在此就介绍几则较简单的利用观想打通身心灵的实例。

例一，用观想大大改善腹部疾病。

从前有一个腹部结了硬块的疾病，他就观想一只金针进入腹部刺散那一小块硬块。这个人天天这样观想，终于有一天腹中的硬块果然没有了。可是腹部却忽然发生疼痛，于是他就去请问善知识，说："为什么我腹部的硬块好了，却又会痛呢？"那个人就回答他："你观想金针破除腹部的硬块，可是金针却留在腹部里面。所以你应再运用观想来把那只金针除去。"他回家后，依照那位善知识的话去做，肚子痛的毛病不久也就痊愈了。

例二，用观想大大改善身体虚弱。

从前有一个人身体虚弱，后来他观想自己的头顶上有温暖的醍醐，一滴地滴入脑中，然后灌注五脏，流遍全身，滋润肢体。果然治愈了虚劳损伤的疾病。

例三，用观想大大改善颈部的毒瘤。

从前有一位法师，颈部长了毒瘤。这位师父就天天观想这毒瘤像蜜蜂的巢一样，本来有许多蜜蜂都很快地飞出蜂巢，脓血都从毛细孔流出，像蜜蜂走了以后，只剩下一个空巢。观想纯熟以后，颈部的瘤也就痊愈了。

例四，治吞食蛇影的两种方法。

过去有一个人吃东西的时候，吞了一种很像小蛇的食物（其实，只是蛇的投影），就自以为是真的吞进了一条小蛇，因为他每天都时常这么想，所以生病了。后来一位聪明的人知道了这件事情以后，就趁那位病人下痢的时候，拿了一条死的蛇放在便盆里，然后对那位病人说："蛇已经出来了！"说也奇怪，从此以后那人的病居然就好了。

例五，转移注意力的治病奇迹。

从前有一个人生了一个会致命的恶疮，手臂上也长了一个无关紧要的小疔。他请了一个高明的医师来大大改善。那医生对他说："你这个大疮没有什么要紧，倒是你手臂上的寻疔很严重，有生命的危险，你要好好注意！"病人听了医生这一段话，他就把注意力转移了专门注意手上的小疔，而不去理会大恶疮，久而久之，身上的疮却全部都好了。这也是观想打通身心灵的一个好例子。

以上这些案例，都得通过激活心灵的力量，才可产生治病的效果，否则，就没有效果，或效果不明显。而要激活心灵的力量，却有一套具体的修炼方法，若不能依此修炼，是很难开发意识的能量的。

因此，在此必须说明的两点是：以精神的力量、思维的力量来治病，需要平常不断练习，有了相当的定力后，才容易奏效。还有，遇到像摔断了腿、发烧和胃出血等紧急情况，最好还是赶紧去医院吃药打针，以免误事。

《小止观》上面也记载：有一个人患了冷病，他就观想身上生起了热气，当真把冷病大大改善了。比如我们现在做这样的观想：

第一个想象，头顶一轮红日。在想象中要看见头顶有一轮红日，红日慢慢降下来，离头部越来越近，在你头顶照耀着，把你的头顶照透。一直往下照，把你周身照得通红透明。在照射的过程中，凡是看见自己体内没有一下被照红的地方，请你继续观想，等待那个地方也被照红，照亮。

再往下，你可以想象，脚底下也有两个太阳。一只脚踏一个，通红，它们往上照。头上的太阳往下照，脚下的太阳往上照，体会一下是什么感觉？这种感觉会让你周身发暖，气血流通。

再想象一下，头顶的太阳和脚下的太阳合成一个巨大的太阳。这个太阳很大，你从头到脚都在太阳之中，你坐在这个通红的太阳里，太阳融化着你……

如果谁有这样的毛病：风湿、腿寒、手冷；或者与手冷、身体发凉相联系的：女性月经不调，男性肾气亏，以及其他种种畏寒的毛病；不妨用这种观想的方法操作一下，体会一下。有的人过去有过这样的毛病，当他用把自己融化在太阳中的观想方法之后，练了几天，病就好了。如果需要大大改善很严重的疾病，当然需要更精纯的观想。

观想有治病有许多表现形式和辅助动作，传得最多的是气功治病。在缺医少药的古代，人们还是把治愈疾病的愿望寄托在气功上了，不少典籍上都出现了一些天赋异禀的"气功大师"。

《晋书》里就记载了一个叫"幸灵"的气功大师，他甚至不需要练气功，体内有一种自发的气，用这种气能为人治病。书中记载，当时，吕猗的母亲皇氏半身不遂，瘫痪在床十多年了。幸灵去给她治病，他在距离皇氏几尺的位置坐下，闭目凝神，过了一会儿，对吕猗说："去把你的母亲扶起来吧。"吕猗不相信，幸灵对他说只管去扶，然后两个人把老太太搀了起来。过了一会儿，老太太竟然就能自由行走了。

5. "吸引力法则"也证明了观想的伟大

国际畅销书《吸引力法则》中的"秘密"也解释了宇宙人生的改变原理。知道吸引力法则之后，你最终会明白，是你自己创造了你的生活，你得为自己在这个世界的生存状态负全部责任。如果你希望外在世界发生变化，首先你必须乐于让自己的内心作出必要改变。而一旦你的内心改变了，这种变化就会散发在空气里，飞舞在电波中，整个宇宙都会接到你的讯号。对于自己的健康，也一样，你如果没有正确的健康信仰、信念和信心，你也散发不出正面的磁场，吸引不了良性的要素，创造不出全新的健康。

事实上，吸引力法则既不是一个新概念，也不是一个新发现。它已经存在了几千年，帮助人类社会和自身健康，度过了一个又一个困境。现在，关注和运用吸引力法则已经变成主流文化的一部分。

掌握吸引力法则，是创造健康人生的关键。吸引力法则是宇宙中最强大的法则。就像地心引力，无时无刻不在发挥作用，而此时此刻，它就正在你的生命中运行着。

简单地说，吸引力法则就是：你关注什么，就会将什么吸引进你的生活。任何你给予能量和关注的事物都将来到你的身边。因此，如果你坚持关注生活中美好的、正面的事物，你就会自动地将更多美好和正面的事物吸引进你的生活。同样，如果你关注不好的和负面的事物，你就会吸引来更多不好和负面的事物。

你正如自己所想，其实，你一直处于创造的状态。你一直在创造，每时每刻你都在创造自己的健康。你是经由每一个简单的思想创造未来的：无论是有意识的还是无意识的。你无法做到停止片刻不去创造，因为创造从来不会停止。所以，吸引力法则也从来不会停止运转。

这一原则的工作原理是：相似的吸引相似的。如果你感到兴奋、热情、激昂、愉快、欢乐、感激或者丰足，那么你向你身体其他部位，发射出的就是正面的能量。相反，如果你感到烦躁、焦虑、压力、生气、愤恨或者悲伤，那么你向你身体其他部位，发射出的就是负面的能量。通过吸引力法则，宇宙对这两种振动都会做出热心的回应，它只是简单地回应你所发出的能量，并且回馈给你更多相似的事物。你身体收到的正是你发出的。在任何一个时刻，任何你的思想和感受都是你向宇宙发出的请求，宇宙就会回应给你更多你"请求"的东西。

因此，掌握吸引力法则是如何运转的对健康最为关键。如果你想改变你的身体，并且希望自己能够创造惊人的健康，那么你需要了解你自己在吸引力法则中的作用。让健康降临在你身上是不可靠的。创造自己的健康是你神圣的权利。

因为你的能量振动频率会将同样振动频率的能量吸引回来，所以你要慎重，你需要确定你在持续发送的能量、思想和情感与你想成为什么样的人、你想怎么做和你想经历的事情产生共鸣。你希望吸引进你生活中的事物具有什么样的频率，你就需要让你的能量处于与其一致的频率上。你可以学着去管理你的思想和情感，并且你也可以学着回应，而不仅仅是对生活的状况被动反应。这样你就可以让你的思想、情感与你想要吸引的事物保持同样的振动频率。

遗憾的是，大多数人终其一生只是对发生在身边的事件和结果做出被动的反应。也许你正过着糟糕的日子，或许你已经职业倦怠了，或者有人不公正地对待了你。假定，你的思想、你的情感对这些情境做出了消极的反应，你生气，沮丧或者烦乱。在这件事情中，你是无意识地对情境做出了反应，而不是有意识做出回应，而且你的消极思想和情感自动地向宇宙发出请求，宇宙就回馈给你更多同样消极的经验。为了实现一个更积极的结果，我们必须学会有意识地用不同的、更积极的方式作出回应。

重复旧的方法，只能得到旧的结果。值得高兴的是，一旦你理解了吸引力法则，知道了吸引力法则是如何发挥作用的，你就可以开始有意识、有目的地去创造一个更好的人生。你可以选择灵活地回应每天生活中发生的各种事情。你可以选择关注和思考你想要的事物。你可以选择去经历让你感觉美好的事情。你可以选择去管理你的思想和情感，进而有意识地踏入创设美好未来的征途中。未来是今天制造的，不是明天。

记住：思想就是现实。你的思想并不仅仅是你头脑中漂浮的淡淡云彩。你的思想就是现实。它们的确是可以测量的能量单元。思想是生化电冲动。据我们所知，思想是能量波，渗透在所有的时空中。

你的思想是很强大的。它们是真实的，它们是可以测量的，它们是能量。你产生的任何一个思想都是你对宇宙发出的一种请求。你拥有的任何一个思想都会引起你的某种生理变化。对于宇宙来说，凡是你所想的，就是你所要的，凡是你所感受的，就是你所要的，凡是你所做的，就是你所要的。总之，你就是你一直所思所感所为的产物。并且，你今天的思想、感受、行为都将决定你明天的经历。所以，你看，用积极的方式思考和行动是多么的重要，势在必行，刻不容缓；这直接关系到今生你最终想成为什么样的人、想做些什么、想经历些什么。

人生就是一种复写器的游戏，我们的思想、行为和言语，以一种令人吃惊的精确的方式，或迟或早都会回应到我们身上。

最关键的是，思想影响你的身体。从复写器或者测谎仪我们知道，我们的思想会让我们的身体产生反应。它们改变我们的体温、心跳、血压、呼吸节律，决定我们的肌肉紧张度以及手心出汗的多少。我们以测谎仪为例，来看看思想是如何影响身体的。连接上测谎仪，然后你被问了一个问题："是你拿了钱吗？"如果的确是你拿了钱，你却撒谎说没有，你的手心可能会出汗或者变凉，你的心跳会加速，你的血压会上升，你的呼吸会急促起来，并且你的肌肉会紧张。虽然这些生理反应不单单在你撒谎的时候会发生，但的确是对你的每一个思想的反应。在你身体里面，每一个单一的细胞都会被你的每一个单一的思想所影响。

爱因斯坦说："我承认思想影响身体。"由此可见，尽可能地试着正面思考是多么重要！消极思想是有害的，它们以一种消极的方式影响你的身体。它们让你虚弱，让你流汗，让你肌肉紧张，甚至在你的体内制造更多的酸性环境。消极思想增加了患癌症（癌细胞偏爱酸性环境）和其他疾病的可能性。同样，消极思想会发射出一种消极的能量振动频率，然后会吸引来更多的同样消极振动频率的经历。

另外，积极的思想会以一种积极的方式影响你的身体。它们会让你觉得更轻松，注意力更集中，意识更警觉。积极思想会刺激大脑释放更多的内啡肽（内啡肽是体内自己产生的一类内源性的具有类似吗啡作用的肽类物质。在内啡肽的激发下，人的身心处于轻松愉悦的状态中，免疫系统实力得以强化，并能顺利入梦，消除失眠症），减轻痛苦、增加愉悦。除此之外，你的积极思想还会散发出一种积极的能量振动频率，会吸引更多的积极经验回到你的生活中。

科学证明，正面的思想比消极思想强大几百倍。

大多数人都非常了解自己的意识，吸引力法则提醒我们，了解我们的潜意识同样重要。我们的潜意识就像是在放电影，是我们生活时时刻刻的背景，而我们大多数人习惯在头脑中播放消极的电影画面，也就是说我们一直在发出消极信息。如果你想让生活更美好，更成功，那么你必须学着重构你的潜意识，将你的消极电影画面转变成健康、积极的画面。通过近距离的观省你的信念和自我意识，你能够做到消除任何一种限制的或消极的思想，进而重构你的潜意识。记住，消极的自我对话就像是对电话信号的一种静电干扰，它将干扰、歪曲甚至屏蔽掉你积极的频率。一定要改变这种消极的自我对话，否则它将减弱你创造和实现你理想未来的能力。

有时候你必须放弃一些事情……净化你自己。如果任何事情对你来说都是一种不快乐……无论是什么让你如此低迷，都要将它清除掉。

最后记住：此时此刻在你身体里蕴含了你不敢想象的力量。你只要改变了信念，这种力量就能为你消除疾病、追求健康所用。

6. 意念疗法是医疗史上的奇迹

意念疗法由来已久

古典医书《内经》中早已提出治病"必先治神"的思想，同时在谈到关于开导式意念疗法时说道，导之以其便，开之以其苦，虽有无道之人，岂有不听者乎？其意思是要利用病人的求生欲望，一方面告诉他疾病的危害，要认真对待；另一方面告诉病人如何调养和改善，帮助病人解除紧张和消极情绪状态，这种病人是乐意接受的。

意念疗法，作为一种重要的改善方法，自古以来就为人类所使用。早在公元前的古希腊和古埃及时代，医生就开始重视意念疗法的作用。

他们强调整体改善，使用暗示、音乐、催眠等手段大大改善病情。我国传统医学对意念疗法也很重视。

另外，还有"以情胜情"式的意念疗法，以及惊吓疗法、暗示疗法、转移疗法等，都充分表明我国人民很早就认识并实施了意念疗法。不过，由于历史的原因，意念疗法，在传统医学进展不大，甚至处于停滞状态。

据报道，美国医学界运用一种"内视形象疗法"大大改善癌症病情，收到了显著的疗效。运用这种疗法，使不少患有不治之症的癌症患者病情减轻，有些则已痊愈，被人们誉为医疗史上的奇迹。实际上，这种所谓的"内视形象疗法"，就是现代医学所说的"意念疗法"。

众所周知，意念是一种纯精神活动，能对人产生极大的影响。不良的精神状态能致人生病，如人在极度生气、恐慌、暴怒下，会发生血压升高、心脏病猝发、腹疼、短暂失明、昏迷、休克等症状。长期忧郁、悲哀可导致神经衰弱、肠胃疾病，甚至某些癌症；而良好的精神状态则可增强身体免疫功能、抵御疾病,大大改善病情,促进身体健康。

意念疗法是有意识地运用精神活动,促进机体功能,达到驱除沉疴的目的,它比一般的精神活动更具有积极性、象征性和目的性,是一种高层次的精神活动和积极思维。在国外,也有人把意念疗法称作催眠疗法。实际上,与催眠疗法不尽相同,催眠疗法属于一种被动的心理暗示疗法,意念疗法则是一种主动的心理暗示疗法。其治病机理是,人在身体受到创伤的时候,有一种天生自我康复的能力,所以意念疗法强调不干预,一般来讲,不服用药物,不干扰心理平衡,而且利用想象力来促进自然的康复过程。

使用意念疗法要充满信心,持之以恒,只要做到这两点,就可以获得满意的疗效。当然,意念疗法也不能包治百病,对于急性发作、病情严重或病源不明的疾病,还应及时找医生诊治,但结合着意念疗法更佳、更快。

如今,在欧美各国,意念疗法十分盛行,尤以弗洛伊德精神分析疗法影响最大。其主要方法是通过自由联想、移情作用以及对梦和失误等的解释,以病人的无意识中发掘其内心深处的矛盾冲突。尤其着重于发掘病人在幼年时期的"性创伤"。弗洛伊德认为,这种被压抑在幼年期的创伤,正是造成紧张状态,导致精神疾患的根源所在。因此,把患者内心深处的矛盾冲突,尤其是幼年时期的"性创伤"寻找或发掘出来。让它们进入到病人的意识中并加以解决和消除,就可以使精神疾患获得痊愈。由于弗洛伊德的经典精神分析疗法过分强调性本能和无意识的动因,因而逐渐为强调社会文化因素的新弗洛伊德大大改善方法所取代。

一般来说,现代的意念疗法,大多不拘于某一学派的固定做法,而是根据综合原理,采取多种改善方法,这在理论上是属于"折中主义"的。折中主义意念疗法,是针对具体病人的具体情况,从所有意念疗法中选择有效或有用的理论、方法和惯例的意念疗法。

1950年，索恩首先使用"折中"一词来说明他的观点。其后，折中主义的意念疗法在美国逐渐推广。1961年，凯利报告美国心理学会的大宗调查结果，竟有40%的大大改善者自称在理论上是折中的；到1976年，这个数学上升到55%。当代折中主义的意念疗法，不仅在美国，而且在欧洲许多国家广为采用。

意念疗法导致生理功能发生变化

望梅止渴，杯弓蛇影，都充分说明，思维能直接改变生理结构和控制生理功能。畅销书《秘密》《吸引力法则》等都揭示了思维改变，身体改变的关联性。

《西厢记》中的张君瑞害相思病，无药可医。在红娘的帮助下，令他与莺莺小姐一夜欢情，久病立愈，可见心药的神奇功效。《红楼梦》中的林黛玉听说宝玉和宝钗结婚后，很快便魂归西天，可见心药比砒霜还毒。在《三国志》中，孔明骂死王朗，气死周瑜，可见心药杀人之厉害。

澳大利亚的土著人，有一个流传至今的神秘的杀人方法，即"骨指术"。几年前，达尔文医院接收了一位病人，其症状是无法吞咽，不能进食和喝水。医生给他做了各种检查，却查不出任何病因。而这时，他本人却绝望地放弃治疗，他说自己"已被人指过，肯定活不成了。"

这名病人名叫吴鲁穆，是澳大利亚的美利族人，曾犯了族规，但他拒绝接受族人的审判而远走他乡，于是族中杀手便对他执行了"骨指术"，即他口中所说的"已被人指过"。

骨指术是澳大利亚土著人所使用的一种神秘的杀人方法。施术者用人骨和头发制成杀人骨，据说这种工具能具有超自然的力量。施术者并不需要与受害人有身体接触，只要向对方施行过骨指的仪式，受害人便犹如长矛刺心。据说这种杀人方法可以不留任何痕迹，而且永不失手。果然，吴鲁穆在进入医院的第五天死去。

杀人骨是大洋洲土著用来对付破坏族规者的秘密武器，土著人对此深信不疑。一根骨头就真能置人于死地吗？专家认为，大洋洲土著的骨指术，应该是一种靠思维自我暗示力量杀人的方法，重要的是被施以巫术者必须绝对相信它的法力。从受害人对杀人骨的反应上分析，受害人之所以致死，是因为其心理上极端恐惧而产生了一系列不良的反应，如肾上腺激素增加、血流量减少、血压降低等，从而造成喉咙失声、口吐白沫、全身发抖、肌肉抽搐、无法进食等症状，最后导致死亡。

人在紧张、焦虑、恐惧的状态下，生理功能会发生明显变化。首都师范大学教育科学学院心理学系李新旺教授认为，人的心理活动与身体功能是受同一个神经系统支配，因此暗示能够对个体的生理活动产生明显的影响。大量事实说明，一个人在接受暗示以后，不仅可以改变随意肌的活动状态，还可以影响不随意肌的功能，并且对人体的脏器、感觉等也都有明显的影响作用。

7. 从心理免疫学看意念疗法的神奇疗效

心理免疫与疾病的相互关系

《当代健康报》报道：近年来，国外兴起一门新兴的学科——心理免疫学，或叫神经免疫学。它专门研究心理因素与生理疾病的关系。国外一些著名的医学家预言，人的大脑将成为替自己治病的有力工具和手段，将来用大脑来治病，就像今天用药物和手术方法治病一样有效。

为了查明心理免疫与疾病的相互关系，美国心理卫生学家早在20

多年前，就有计划地组织了104项调查。结果发现，其中持悲观态度看待人生的人，到中年患病率比那些"乐天派"高得多，而且患的大都是高血压、糖尿病和心脏病等身心疾病。从大量活生生的事实中，科学家们清楚地认识到心理因素、心理健康对疾病的防治具有举足轻重的作用。他们已逐渐把研究的触角伸到了"大脑与免疫功能"，即大脑指挥免疫系统的有关机理，这个从未被人类认识的神秘的新领域。

一个心理健康的人，其"心理防线"比较坚固，能够充分调动自身的免疫系统，防病抗病，甚至能抵抗长期的环境污染与病菌的侵害。即使有时因抵抗力降低而得了病，也可因其"心理防线"坚固，照样可以在药物的配合下，里应外合，一举消灭"入侵之敌"。

从大量的医学实验与临床观察发现，人体免疫系统是受大脑中枢神经系统和内分泌系统的调节和制约的，三者相辅相成，牵一发而动全身。

人体内分泌系统由来自体内多种腺体分泌的50多种激素组成。它调控机体众多物质的配比，掌管代谢的速率，它的调节机制与免疫系统一样精妙绝伦。但无论是免疫系统还是内分泌系统，其功能的发挥均受中枢神经系统的指挥与协调。如中枢神经系统出现紧张、兴奋，内分泌系统的肾上腺激素分泌量就大增，机体的肌肉收缩有力，心跳加快，血糖与血压上升，免疫系统也会随之作出调整。

若一个人长期处于紧张状态或忧郁的心境，或中枢神经系统的兴奋与抑制变化过剧、无序，此时的内分泌系统和免疫系统会无所适从，以致发生紊乱，人的抵抗力会随之下降，病魔就会"乘虚而入"。

正因为如此，现在越来越多的医学家、心理学家在研究人体生理病变的同时，更加自觉地考察心理和社会的因素，更加重视情绪（精神）对疾病的影响，更加关注大脑对免疫系统的作用。

美国的约翰·辛德勒博士说，不良情绪会导致肌肉紧张。不良情绪常常通过骨骼肌以及体内器官的肌肉紧张表现出来。如果这些让肌肉紧张的情绪持续很长时间，或者这种情绪机械性地不断重复，便会引起相关部位肌肉的疼痛。

痉挛时造成的强烈疼痛就可以很好地说明这一点。你可以试一试握紧拳头，不必要太紧，你会发现开始的时候并不感觉疼痛，但是过一会儿，握紧拳头时所造成的肌肉紧张会让你感到越来越痛。

紧张情绪通常通过颈部肌肉表现出来。在笔者接触到的病例中，头后部疼痛转变成颈部疼痛的病人，有85%是由于情绪性肌肉紧张造成的。多年前就已经有人意识到了颈部疼痛的情绪根源。英语中的那句俗语"这事儿真让我脖子疼"，它的发明权实际上属于一位生理学家。

我们不妨来做一个试验：请在一张舒服的椅子上坐下，专心地"忧虑"某件事情，坚持一个小时。你再站起来时一定会觉得脖子僵硬，而且极有可能你会觉得脖子疼痛。

胃是最能表现情绪的器官之一。如果我们的生活很美好，胃就会反映出愉快的情绪，那么我们胃口也会很好。然而，当生活不顺心的时候，我们会突然觉得完全没有食欲。如果接着又有让人开心的事，比如某位从来没听说过的叔叔留给我们100万遗产（我的天哪！），我们马上就胃口大开！

笔者所接触的病例中，50%自称有溃疡痛的病人都不是溃疡，只是胃部的情绪性肌肉疼痛而已。

我曾经有这样一个病人，是个杂货商，他的胃痛就是由情绪引起的。连锁店之间的激烈竞争所带来的烦恼足够引起情绪性胃痛了，况且这个可怜的杂货商还有一大堆的麻烦事。假如我也像他那么难缠，我早就病了。不仅如此，他的儿子还经常惹事，惹的还不是小事。夹在他的杂货店和儿子之间，这个可怜虫的胃就只能痛个不停了。当然，偶尔会有医师说他患了溃疡，他熟识的医生又说他没患溃疡，结果他不但胃痛，而且头痛。胃痛加上惶惑不安，让他的胃痛更加严重。

后来他终于开始相信他并没有患胃溃疡。每年他会去威斯康星州北部钓鱼，一年两次。每当到达离他家往北25英里处的贝尔维尔，走在那里的街道上，他的胃就不痛了。离家在外的两周之内，他的胃都不会痛。而一旦回家看到小镇的法院塔楼，胃痛又发作了。

观想打通身心灵的神奇功效

心理免疫学认为，心理因素可以影响到人的免疫系统的功能。消极的意念疗法，使人的免疫系统低下，有调查显示，家里有丧事的人，在丧期中免疫细胞的活性会下降。丧偶者在配偶死亡后的一两年内，身体健康状况会比较差。人在紧张、焦虑、恐惧的状态下，身体免疫系统功能低下。并且，与免疫系统有关的激素水平也会发生改变，使生理功能发生明显变化。与之相反，积极的自我意念疗法，可以提高人体免疫力。

意念疗法对免疫系统起作用的机制，称为条件免疫学说：某些情况下一些条件因素多次与非条件因素结合，就能代替非条件因素发生作用。在吴鲁穆的思想里，杀人骨已经同刀枪等能对人的生命产生威胁的工具一样，具有杀人的功能。因此，当他知道自己被施与骨指术后，坚定地认为自己一定会死亡。这时，杀人骨便真的具有杀人的威力了。

李新旺教授用"借刀杀人"来比喻这种意念疗法的作用。而这把刀，正是被暗示者本身容易受到暗示的人格特质；而个体接受暗示的能力高低因人而异，一般来讲，人格相对独立的人，其受暗示的程度会比较低。

世界上有很多被暗示力量杀死的事例：

美国杰姆斯·克拉特教授说：有几个大学生与一名年轻人开玩笑，把他的双手和双脚捆着，再把眼睛蒙住，然后抬到一条已经废弃不用的铁轨上。当时,这名被绑者并不知道自己卧伏的铁轨已废弃不用了。正好远处一列火车呼啸而来,又飞驰而去,开始他还拼命挣扎,后来就不动弹了。当那群青年给他松绑时,他已死了。

今天科学家告诉我们,意念不可思议,意念确实有这个能力,跟一切万事万物组成一片。

西藏《法句经》中有这样的说法:

心引导相。

心是行动的主因和先驱。

以残酷的心来行事,

痛苦就尾随而至,入车随马行。

相被心引导。

心是行动的主因和先驱。

以清净的心来行事,

快乐就跟随而至,如影随着形。

由于心对行为的影响,藏传佛教在治疗中十分强调正念的作用。"正念"在这里具有正确和正面两重含义。"正确"是指要保持人的精神专注于正确,符合佛法教义、道德的意念上,而防止邪恶的念头对心的侵蚀。我们常说的偷盗、诈骗、伤害等犯罪行为都是由于贪婪、虚荣、暴戾等邪恶的意念侵蚀了人的精神,而导致做出错误的事情。"正面"是指要保持精神上积极的、开放的情绪。诸如忧郁、悲伤、恐惧这样的负面情绪,不仅会促使人产生消极思想,同时也会对人的身体产生伤害。

西藏佛教医心术中,对心的治疗主要体现在对正念的练习中。练习将心安住于放松和开阔的氛围中,就能够在任何时候,为破碎、混乱的心提供保护,让心恢复到安详、平静的状态,并越来越稳定。

西藏医心术拥有自己独特的理论,这个理论的核心就是神秘的能量观。

佛教起源于古印度，教义中吸收了许多印度原始宗教的思想，佛教的观想修行就是受到了瑜伽的影响。藏传佛教认为，在人的体内存在着一种物质性的能量，这种能量控制和调节着人体的生理状态。这种能量难以见到，但是利用一些方法可以通过意念加以控制和调节。这样，通过身体中的神奇能量，在人体生理和心理之间构筑了一个桥梁。人的肉体与心灵在佛教的修习中被连接在一起。

虽然能量是存在于每个人体内的，但对于普通人来讲，这种能量在体内是处于混沌的状态，只是随生理、外境的变化而做出简单的反应。所以，修习者需要唤醒起自己身体中的能量。若要想唤醒这种力量，首先要了解到自我力量的根源。对于宗教信徒来讲，最好的来源就是本宗教的信仰标志。例如，佛教徒可以以佛陀、菩萨等作为力量来源，基督徒则可以以上帝、圣母为倚赖对象。而对于普通人，任何具有启发性、正面性的形象、性质、要素，例如：太阳、月亮、宇宙、山川、河流、海洋、水、火、空气、树、花、动物、人、气味、声音等，都能够成为自己的力量之源。

在选择力量之源时，一般精神生命的形象，即类似圣母、菩萨、女神之类，比普通的自然形象更强大一些。但这并不是说所有人都要选择精神生命形象，实际上，每个人都拥有属于自己的力量之源，对自己最强大的力量来源是那些最能唤起自己正面情绪、让自己感到舒服、完全自信的形象。

在确定自己的力量之源后，就需要进行一些持续、重复性的观想修习。这种修习的目的是要在初习者与自己的力量之源之间建立起放松、信任的联系，并且不断强化这种联系。当修习者从观想的力量之源中能够感受到平静、安详、温馨和活力，说明这种联系已经建立起来了，修习者可以运用它来治疗自己生理、心理、精神上的问题了。

8. 从情绪上打倒生命"第一杀手"癌症

你的想法真能导致癌症吗

什么对人的打击最大？是当你听到你的癌症已到了晚期的那瞬间。什么叫绝望？就是当你听到你到了癌症晚期时的感觉。

在癌症面前，人人平等。不论何种身份、何种地位以及何种职业，不论你是美国人、中国人还是非洲人，都有可能得癌症。

癌症在几十年前，还是一种稀少的病症。为什么最近几十年就疯狂到席卷全球的地步呢？原因是进步的速度导致了巨大的压力，几乎所有的癌症患者都会因此自我信心低下，都会出现压抑、焦虑、恐惧、烦躁、疲倦等人生状态。

一言以蔽之，主要是因为情绪失控导致了生理机能紊乱而得出癌症！

今天，几乎所有人的伟大都是拼搏出来的，都是靠牺牲正常的娱乐、生活、休闲时光而置换出来的，都是熬出来的。这种煎熬有利于事业成功卓越，但不利于身体健康长寿。

在这个人人耗尽的时代，癌症自然是对人类"最佳的回报"。佛教讲因果报应，癌症就是对人类盲目攀比、人为加速发展、违背身心灵平衡发展的"报应"。

癌症是对人类高速发展、恶性发展、扭曲发展的正报应！如果我们还看不到这一点，那人类就会走向万丈深渊，就会自我毁灭。

从根本上说，癌症是一种世界观、人生观、价值观疾病；从身体层面说，癌症首先是负面情绪失控，导致心理紊乱、神经紊乱，继而导致基因紊乱而出现的重大疾病。

癌症是一种文化，是一种超越肉体负荷的扭曲的以物为本的文化，只要是高速发展的国家、地区，癌症就会高发。中国经济30多年来处于高速发展时期，得癌症的比例正在直逼美国。很快，印度、非洲某些高速发展国家，癌症也会呈现出高发期。

当然不是发展引发了普遍的癌症，而是加速发展、超过了肉体负荷的发展，导致了生命不能承受之重而产生压力、焦躁、抑郁、烦乱、疲惫等，继而导致肉体基因紊乱而致癌。

具体来说，有些人会在短暂的极度压力下，产生出比平时更多的癌细胞，并使它们聚集成团。但当他们感觉较好时，癌细胞就会自动消失。

所以说，癌症首先不是肉体病，而是文化病，思维模式病。也就是说，是我们无限膨胀的欲望导致了妄想、偏执、分裂而得了癌症。

《黄帝内经》说："心主神明，主明则下安，主不明则十二官危。"可见，心是生命活动的关键，治疗疾病时当从"心"而治。

你的想法是由什么构成的呢？是由信息、能量和物质构成的。同时，你的想法也会改变身体中的信息、能量和物质，就会从某种程度上改变身体中的粒子、基因和相貌。以此类推，你的心态、状态、思维、信仰、信念等，都能导致生病，当然也能治病。你相信什么，你就是什么。你的意念能改变你的身体的原子、分子、基因、细胞、器官和系统的能量、信息及关系。

什么是癌症？

癌症应该被视为心灵失职、心理危机而导致的肉体失序。它是在郑重声明，你的世界面、人生观、生活观出了严重的问题，必须立即改变，否你将被毁灭，被淘汰出局。同时也是在给你转机，叫你超越旧我、超越小我、实现大我。

癌症对于生命的伟大意义是什么？

癌症是身体对偏执、固执的你的最后一次挽救，是身体试图改变你错误的认识的最后呐喊，是在叫你对身体、对人生作出深刻的反思。

小病小反思、小检查、小改变；大病大反思、大检查、大改变。只有疾病才能引起我们重视生命，才能提升生命。癌症让危机浮出水面，逼迫你直接面对。

因为在源头上，疾病是心灵失位、心理错位、肉体乱位而导致堵塞的结果。因此，治病先得从心灵着手，其次是心智，再次是心情，最后是肉体。

治病的程序，可表述如下：

首先，治心灵——灵魂归位；

其次，治心——学习大智慧；

再次，治心情——扩大小爱；

最后，治肉体——清除堵塞。

总而言之，疾病是由于堵塞而产生的，是因为身心灵层层堵塞而导致肉体几乎失序而形成的。

任何一条重病讯号出现，你都有两条路可选择，一条是继续旧生活、旧习惯而走向死亡；另一条是视之为转机，立即开始新的生活尝试，开始过有爱的生活，身心舒畅了，淤堵疏通了，身体才能转为健康。

病是自己努力得上的，当然也可以通过努力将之驱赶走。就算不能彻底将之驱赶走，那也要与之讲和，和平共处，相安无事，不让其危害在肉体上蔓延。

我们都不相信自己身上有抗癌症的药，不相信一个不懂医的人能亲自治好癌症。为什么会有这种想法？是因为我们总认为个人能力有限，总认为一切都太局限、太无可奈何；我们不相信身体，我们只相信生命十分脆弱，不堪一击。如果你学习了我们倡导的新世界观，那么，你便不会再这么认为了。

真实的实事是：在自然的情况下，身体几乎可以抵抗任何病毒与细菌。身体会不断学习，成长和自我防患。就算已得了癌症，身体仍然有强大的恢复能力。

国医大师邓铁涛寻找更具体的致癌原因

为了寻找更具体致癌原因，国医大师邓铁涛通过几十年时间临床探索，归纳得出：

其一，人类进化的负面反应。

人类在原始社会时，体貌长得粗大些，头脑简单些，人们靠吃野果、打猎，用简单的木棍、石器等做工具，在奴隶社会、封建社会、资本主义社会、社会主义社会的阶段升级中，人们的头脑在不断进化，知道了种粮食、养殖业等；发明了钢铁、电力、蒸汽机、飞机、大炮、导弹等等。人类的身体比古人变得小巧俊美、聪明伶俐，大脑越来越发达，寿命也越来越长。人的平均寿命从原始人20多岁到现代人的80岁左右，这一事实说明，越聪明的人，大脑越发达；大脑越发达，寿命越长。但是，大脑越发达思维能力越强，大脑细胞的兴奋度就会越高。有兴奋就有抑制，过度兴奋就造成大脑细胞兴奋与抑制不协调，而不协调就造成大脑细胞紊乱，从而导致末梢神经紊乱，产生癌变。造成人体大脑皮层功能紊乱的因素很多。一般说是由于人们在生活和工作中，情绪大起大落所致。

中国疾控中心精神卫生中心发布的数据显示，中国各类精神疾病患者总人数已经超过1亿，精神疾病发病率超过7%，其中大部分没有得到良好的治疗。不难理解中国精神疾病患者增多的趋势——在经济高速发展下，越来越多的人开始承受来自多方面的压力，而与之相配套的医疗设施以及社会救助体系并没有随之形成。治疗心理疾病更是成为一个全社会性的话题。

因此，癌症的发生与人类不断进化有直接关系。智商越高，经济就越发达，社会就越进步。事物都是一分为二的，聪明带来的负面反应是患癌症的人群越来越多。

其二，负情绪直接导致癌变。

生气时头脑发热不是错觉而是真实的感觉。据美国每日医学网报道，芬兰图尔库大学的学者研究证实，情绪会以不同的方式影响人体，如悲伤会让人感到呼吸沉重，愤怒会让人头脑发热等。科学家长期以来就猜测情绪会与一系列的生理变化相对应，而这项新研究表明，不论人们所处的文化背景如何，他们的情绪状态都会与身体的特定感觉相关联。

研究人员选取了700多名志愿者，让他们观看电影和阅读故事，旨在唤起他们特定的情绪。随后，男女参与者用不同的颜色在身体轮廓图上标明不同情绪下身体反应强烈的区域。结果显示，当人们生气的时候，会更多地意识到自己的头部、胸部上方和双臂与平时不同，这或许是因为人们在潜意识中要摩拳擦掌与别人打一架；悲伤则具有相反的效果，让人们感觉肢体力量虚弱，特别关注头部、胸部和心脏的活动；情绪抑郁也会让人感觉虚弱和麻木，而厌恶会让喉咙和消化系统产生不适的感觉；悲痛欲绝的人会感到胸部疼痛；处于热恋的人会觉得除了膝盖以外的身体其他部位都是暖洋洋的，这也许正好应验了有了爱恋目标会让人"双膝发软"的说法；当人们感到骄傲时，胸膛的感觉会增强；体验到羞愧时头部和消化系统的感觉会更为灵敏。

发表在美国国家科学院院刊上的这项研究成果认为，这些身体上的感觉会巩固人们体验情感的方式，能帮助人们更好地了解情感障碍类疾病，如焦虑和抑郁，并为治愈这些疾病提供了新的思路。

如今，癌症已可说是一种常见病，除了毛发和指甲外，癌症可发生在人体各部位，而中老年是癌症发病的高峰时期。关于癌症病发的原因，有不少种癌症至今还没有一个确定的结论，只是说大概可能与某些方面，如性格、饮食、遗传因素等有关，情绪也是其中一个颇为重要的因素。北京中医药大学中医博士彭鑫说：负情绪——爱生闷气，容易患癌。

随着心身疾病研究的增多，有关性格和癌症的关系也渐渐有些明了，明确了不良个性和情绪是癌症启动和发展过程中的危险因素之一。比如20世纪50年代末60年代初，我国曾做过一次大型的食道癌调查，发现个性急躁、易怒的男性最易得食道癌。从20世纪70年代开始，国外就有了C型行为容易导致癌症的研究成果。所谓C型行为，是美国学者1977年在研究哪些人易得恶性黑色素瘤时提出的一种性格类型，其主要特点就是过分耐心，回避冲突，过分合作，屈从让步，控制负性情绪，追求完美。在国内的临床研究中也发现，乳腺癌和中年患胃癌的人多是这种性格，爱生闷气、自我压抑、不擅表达。

美国生理学家爱尔马为了研究心理状态对健康的影响，设计了一个很简单的实验：把一支支玻璃试管插在有冰水的容器中，然后收集人们在不同情绪状态下的"汽水"。结果发现，当一个人心平气和时，呼出的气溶于水后是澄清透明的；悲痛时水中有白色沉淀；生气时有紫色沉淀。他把人在生气时呼出的"生气水"注射在大白鼠身上，几分钟后大白鼠就死了。由此他分析：生气10分钟会耗费人体大量精力，其程度不亚于参加一次300米赛跑。生气时的生理反应十分强烈，分泌物比任何情绪时都复杂。

中医认为，气血经络不通，脏腑阴阳失调是疾病的根源，尤其是癌症，整个气脉不断打结，越结越多，最终形成一个大疙瘩——肿瘤。

可以这样形容，生气憋闷是形成肿瘤的"快捷方式"。临床中常常有这种情况出现。有位66岁的老太太，到医院检查时是肺癌晚期。仔细询问情绪方面可知，半年前因家里面的矛盾心里窝了一口气，没有倾诉，整天愁眉苦脸、失眠睡不好。另外一个是某退休干部，患了退休综合征，闷闷不乐，总钻牛角尖，总觉得他跟谁都过不去，一年后被检查出患了食道癌。

生气总是难免的，但是我们可以尽量减少生气的次数和气的大小。比如在生气之前算一笔生气的花费，可以发现生气真的是赔本的买卖：

生气时通常不能解决问题——赔时间；气出病来自己还要掏钱医治——赔钱；给别人造成伤害很难弥补——赔人缘；生气心情不好，生活质量降低——赔心情。

再来看看心与身的关系。养生不光要注重身，更须注重心。孟郊《夜感自遣》诗曰："如何不自闲，心与身为雠。""为雠"者，身是而心非也。白居易《授太子宾客归洛》诗曰："病将老齐至，心与身同归。""同归"者，一起完结也。心与身，就这么疏离着、矛盾着，也统一着、纠缠着，但心永远主导着身。身健而"脑残"，无异于行尸走肉；身残而心盛，仍可发出光和热。养生，首先须知人为何而"生"，即为什么活着。心黑、心毒、心躁、心狠手辣、心术不正、心猿意马……则心劳日拙；心气高远、心性刚强、心态大度、心口如一……则心悦身爽。所以，养生的关键，乃是养心，即所谓修行、修养。即说当下那些贪官，便是用尽一切手段去保健，因其心已坏，身必会随之而"同归"的，肯定活不出精彩。

其三，其他因素。

一是大自然因素，人们生活在大自然，如中医论述的风、寒、暑、湿、燥、火、瘀毒、邪毒等，当这些因素侵入体后，造成人体内损害、生病，受损的局部也会产生末梢神经紊乱，导致癌症的发生。二是饮食、过度疲劳。饮食不当或食有毒的食物会造成人体局部组织的损害，而损害局部组织会导致局部末梢神经紊乱而引发癌症。三是机械性损伤。当人体受到创伤后，虽然已治愈，但在人体机能下降后，陈旧性的创伤会发生变化，也会形成癌变。过劳死也是耗尽了人的精气神，导致末梢神经紊乱而致病。

如今，癌症十分普遍，一生中每四个人就有一个人可能得癌，过去10年，30~59岁的壮年得癌人数增长81%，但40%的癌症是可以预防的。

每人每天均会产生七八千个癌细胞，尤其在焦虑、愤怒及压力下，癌细胞大增，放在人体内某部位的潘多拉盒中。

若在愉快的心情下，以氧气灌满皱缩的癌细胞使之膨胀，多吃抗癌食物即可天天修护皱皱的癌细胞变回成正常圆润的细胞，在第三期的癌症之前，均能康复。

西方有专家认为，导致癌症的主因是三个方面：超级中毒 + 组织缺氧 + 忧伤。

就超级中毒而言，例如摄入含重金属食品，因为重金属太重，血液搬不动，就留在组织中，而细胞遇到入侵的外来物，就会扭曲地团团围住而形成肿瘤癌症！

癌细胞就是扭扭曲曲、皱皱缩缩的细胞，通过以下途径有可能转为健康细胞：

一是乐观：例如和志同道合登山队登山大家谈天说地嘻嘻哈哈。

二是补氧：登山会喘气且满身流汗乃最佳的补氧及排毒运动，借由灌氧，皱缩的细胞癌可像气球打气一样，膨胀回来，成为正常细胞。

三是偏素食：五谷杂粮加蔬菜可改成碱性体质及排毒。即可将癌细胞变回成正常圆润的细胞。

人在高兴时，细胞很圆润，就像十八岁的年轻人；人在生气时，细胞就像八十岁的老头，皱皱缩缩的！癌细胞就是扭扭曲曲皱皱缩缩的，五谷杂粮加蔬菜、运动（氧）加乐观，即可将癌细胞回成正常圆润的细胞。

英国伦敦有一对夫妻，两人同时去做年度体检，太太被告知得了乳癌，寿命只有一年，先生被告知得了前列腺癌，同时有三条心脏主动脉血管阻塞了，寿命也只剩下一年。

二人经过讨论后决定什么都不做，再也不要听西医说什么病了，他们在一张白纸上写下在这一年中他们将完成的50件事，于是他们卖掉仅有的家园，拿了钱去做环游世界的旅行。

因为这是他们第一件想要做的事，于是高兴的起程，经过半年的各地旅游后又再回到伦敦后因为身体感觉很好，于是再回到同一位医师那去检查，结果医师惊讶地发现二人的癌症已经消失了，同时丈夫的动脉血管阻塞也好了，这个结果让医师都无法明了为什么会这样呢！

金也空，银也空，死后何曾在手中。

妻也空，子也空，黄泉路上不相逢。

田也空，地也空，换过多少主人翁。

名也空，利也空，转眼荒郊土一封。

第二章

气多了，容易病

1. 赌气多了，容易得癌症

《太上感应篇》上说："福祸无门，惟人自召。"这是十分有道理的。人不会无缘无故地生病，也不会无缘无故地得肿瘤。

有一组织曾对500个癌症患者作过深入研究，大量实事表明，许多癌症者都有一个共同的特征：就是喜欢时常赌气。

所谓赌气，就是内心深处不认同对方的观点行为或思想，而出于某种原因而是不直接反对对方，更不想心平气和地坐下来作深入沟通，把自己内心的冲突和郁结化解掉，而是憋在心里，时不时表现在自己的行为之中，态度之中。

有一对中年夫妻，妻子以前在商业单位工作，效益十分差劲，而丈夫在一高中学校当副校长，人又长得帅，口才又好，夫妻共育有两个子女，大女儿已读高中。

丈夫和一女学生出轨被女儿意外地发现了。女儿告诉母亲，那个母亲先是大吵大闹学校，给自己男人下不了台，后来开始闹离婚，丈夫考虑子女都还小，不便离婚，就坚决不同意离，于是妻子就开始过上了长达十年的赌气日子。

不上班，不与丈夫同床，不配合丈夫的任何行为，不到丈夫的所有亲戚家中去，有一段时间还不让丈夫进门。整天寒着一幅脸，好像与天下所有人都有仇似的。不仅这样，她还拒绝阳光，拒绝人群，大部分日子都把自己封闭在家中，仅看看电影而已。

子女一天天大了，两个都出嫁了，家中只剩下她一个人。她恨丈夫的心更与日俱增，丈夫也被搞得十分狼狈，校长自然当不成了，只好带着那女人到外地打工去了。吵不起，躲还不行吗？

一个堵了十多年气的女人，结局怎么样？

生病，而且得了癌症，到医院一检查，子宫癌晚期，医生的"死亡通知书"说她最多还能活六个月。

这一下，这个女人就傻了眼，无可奈何之下，对生活更是绝望了。丈夫同情她，强求照顾她生命中的最后六个月。她却没有想开，依然拒绝了他，将从外地回来的他赶到外面去住。见了他就像见到了杀父仇人似的。

她死了，三个月以后的一天。有个来参加出院的人都无不同情地摇头——她就是赌气得的癌症。她并不是死于癌症，而是死于赌气呀！

你也许会说，她是死于闹情绪，而不是死于思维病。这样说，是大多数人的观点，通常，我们把闹情绪看成是偶然的结果。要想，一个人十多年都对同一个问题对同一个人闹情绪，显然不再是偶然的情绪导致的结果，显然是此人思维反复考虑的、决策的结果，而不是非理性的。

本例中的她，不可能是一个傻子，她以前还是一个部门的领导，显然是一个正常的人，她面对丈夫出轨，自然做过无数次权衡利弊的假设，她并不是不想挽救这个家庭，只是她找不到恰当的途径而已，她也试图缓和夫妻关系，但当她一想到丈夫和别的女人有染，她就立即受不了了，所以，她最终就将赌气坚持到底了。

因此，她的死，是起于情绪，死于有缺陷的思维判断和决策——为了实现她的赌气，她在生活的方方面面为丈夫悔改设置了障碍，又是给脸色看，又是发无明火，又是砸电视机，又是不与丈夫同床，又是将丈夫赶出家门……

她的赌气成功了，而她却输掉了她的生命和人生！

赌气为什么就生出大病呢？

医学上有一种病名叫结石症，是因通过饮食、分泌等进入人体的一些物质没有被人体吸收，也没有及时排出体外，固化成硬物的结果。现代人不管是谁都普遍有一种心病，暂且称为"心灵结石"。郁积了太多的心事，太多的烦恼，又得不到及时解脱，终日被其所困扰，且日复一日便在心里存下一个记忆的硬块，一个个五彩斑斓的石子，这样的石子存在心里，一枚又一枚，一日多似一日，心自然就不堪重负了。

气有正气和邪气，正气使人健康，邪气让人生病。当然，从生气到生病是需要一个过程的，生病也是需要量的积累的。偶尔你堵一回气，自然不会立即生病，但当你长时间的赌气，那么，那些负向的能量就会汇聚在你身体的某个地方，当积累到一定程度后，当你身上某处的正气斗不过邪气时，你就必然会生病了。

经常赌气是百病之源，它对我们身体至少有如下七大伤害：

一是伤脑。气愤之极，可使大脑思维突破常规活动，做出鲁莽或过激举动。气血上冲，还会导致脑出血。

二是伤神。生气时由于心情不能平静，难以入睡，致使神志恍惚，无精打采。

三是伤肤。经常生闷气会颜面憔悴、双眼浮肿、皱纹增多。

四是伤肺。生气时可致气逆、肺胀、气喘咳嗽，危害肺的健康。

五是伤肝。人处于气愤愁闷状态，可致肝气不畅、肝胆不和、肝部疼痛。

六是伤肾。气懑之时，不思饮食，久之必致胃肠消化功能紊乱。

七是影响内分泌。生气可致甲状腺功能亢进，心跳加快，出现心慌、胸闷，甚至诱发心绞痛或心肌梗死。

日本有一本畅销书叫《脑内革命》，书中说，你生气、赌气时大脑内或神经系统就会产生出一种毒素，这种素毒素就会在你体内储存起来，当储存到一定量后，就会对你的身体进行负面伤害，干扰细胞的正常运转。有医学家将一种鱼杀死时，发现鱼在绝望、死亡那一瞬间，体内便分泌出一种剧毒素。最令人吃惊的是，你若慢慢地将那种鱼割死，那么，那条鱼将分泌出更多的毒素，足以将一桌人毒死。

依此试验，医学科学家便得出，人一旦产生负面情绪时，体内也会或多或少地分泌出一些毒素。人若长期处在负面情绪之中，处在负向思考之中，自然会产生更多的毒素。当这些毒素达到一定量时，你就生病了。

当然，人并不是那么容易生病的，人有免疫力，而且有强大的免疫力。首先是思维免疫力，即思维转化力，如每个人都会遇到人生的苦难，都会有不如意的时候，有倒霉的时候，此时，要不生病第一关就得看你的思维转换能力高低了。你若有较强的思维转化力，一切负面的东西你都能转成从正面来看，那么，你就难以生病。

另一方面，若你的思维转换力差，那么负向的能量就会击破思维免疫力，而直达你的肌体，当你的肌体细胞的正气不足，细胞免疫力不足时，你就会真正生病了。

我们为什么赌气？因为太执着于假我，太执着于别人的看法和评判。要知道，你不是世界的中心，世界不会一直围绕你的心念转动，又是对方也会不得已转到别的地方去，大多数人都是随波逐流的流浪者，都有无奈的地方。看不到这一点，你就不会有好日子过。

活在世上，最常见的就是生气。生气是人情绪的发泄，修养越低越容易生气。

生气的原因很多，但归根结底就是所见所闻所感所想不对自己的心思。万事万物皆由心生，心有所恶，气即产生。

生气是人的弱点，为情为财，为名为利，为分对错，为争高低，究其根源，还是因为贪、嗔、痴。生气的后果很严重：干戈相向，关乎生死；声嘶力竭，伤害身体；不和不睦，滋生孽缘；无情无义，助长戾气。

细细想想，人来世上走一遭，时间实在是太短暂了，那么多有意义的事情做也做不完，哪有工夫去生气。再说，是非得失转眼成空，何必生气呢。

生气是庸者的专利，明白事理的人就会减少或者很少生气，因为活着不是为了生气。

在生活中，能够做到不生气，你的人生就成功了一大半。心平气静，你就是君子；心如止水，你就是圣人；如如不动，你就是佛菩萨。

最后请将这首不气歌大声读三遍，读完一定会是另一种感受。

不气歌

他人气我我不气，我本无心他来气。
倘若生气中他计，气出病来无人替。
请来医生把病治，反说气病治非易。
茶不思来饭无味，通宵达旦不入睡。
倘你伸腿离我去，撇我一人活受罪。
奉劝老伴想开点，千万不要再生气。
气是杀人刀，装进没法掏。
气是杀人贼，装进撑不出。
如果把气装肚里，就是喝了敌敌畏。
气字危害真可惧，诚恐因病把命弃。
如今尝够气中气，我不气不气就不气。

2. 憋气多了，容易头昏脑涨

若赌气，通常可以从他的脸上或行上看出来；但憋气，通常是强调一个人的忍耐力，所以这种憋了气的人更是具有隐蔽性，一般情况下，我们还不易看出来。所以，憋气的人，更危险，更有可能生病。

其实，这句话是对所有人说的。十几年前，我开设了一个情志专科，十几年来，我碰到了很多情志上、心理上出了问题的病人——他们，几乎都是解决不了自己的心理问题，放不下包袱，最后心理上、身体上出了偏差。

有一次，一位60多岁的女同志过来求医，说她20多年来，她一直是怪病缠身。什么情况呢？就是突如其来的，要么头痛，要么头胀，有时候喉咙里气喘不过来，有时候感觉胸口有紧梆感，紧得气都喘不过来。

这个病人是东北人，她对我说："上海、北京，哪里有好医生她就跑过去，东奔来西奔去，就是没办法解决这些问题，只得出了一个结论：神经官能症。"因为她女儿嫁在杭州，这次过来探亲，顺便看看杭州有没有好的医生。

喉咙头气憋牢，都是气不顺的表现。我开始查看她的情况，拿调理气机来对症治疗，但这个病人非常蹊跷，往往是这里缓解了，那里又跑出来了。我就问她，你好像有心结没打开，你平时情绪上不是很开朗。

原来这位女士曾遭遇过一次强烈的打击：20多年前，她丈夫突然出了个事故去世了。她受的刺激太大，怎么都想不通，活生生的人怎么说不见就不见了？内心的悲伤啊，痛苦啊，苦闷啊，一股气就憋在那里，透不转来了。

我告诉她这是气郁之症，中年丧夫，极度悲伤，造成人体气机的郁积，这股气窜到这里，这里不舒服，窜到那里，那里不舒服。她满世界看病，但诊疗的重点一直在查躯体上的问题，其实都消不了她心中那股"气"。

中医特别强调人体的气机"升降出入"，人就是一口气。如果你心中有郁积，这口气升升不上，降降不下，就阻隔在那里了。

我劝她说，20多年过去了，你要面对现实。人在面对生离死别时，往往是悲伤压倒了一切，悲伤淹没了活着的信心，但去世的亲人如有知，肯定希望你把心结放下来。还有，死亡是我们每个人都要走的路啊！

她听了我的劝导，吁了一口气说："你说得对，我听你的。"

药物治疗方面，在疏肝解郁方子的基础上加用了验方"升降散"，升降散为清代名医杨栗山所创，后来三世御医之后赵绍琴先生把这个方子用得非常灵活，非常透彻。我就吸取前辈的经验，在临床上灵活应用。

"升降散"，全方由蝉衣、僵蚕、片姜黄、大黄四味组成。僵蚕，清热解郁、除湿化痰；蝉衣，祛风胜湿、涤热解毒；姜黄，是行气散郁的；大黄，是通腑的，腑气不通也容易郁积。四味药配伍得非常精当，通里达表，升清降浊，调达气血，宣郁散火。

这位女士20余年来积郁已久，不是一天两天疏泄得掉的。在将近3个月的疗程中，配合"升降散"加加减减地我一直给她调理到离开杭州。

俗话说："莫生气，气出病来无人替。"

憋气在很大程度上有一股力量上的悬殊，比如某打工者受了领导故意的指责，而他又不能失去这份工作，故他只好憋着这股气在肚子里，打脱牙，和血吞。

三国时周瑜是个了不起的人才，最后却被诸葛亮活活气死。当然，周瑜也不是一下就能被诸葛亮气死的。周瑜在与诸葛亮的争斗之中，长期受到诸葛亮的暗算，而又一次次斗不过人家，他是心胸狭窄之人，所以，多次都憋了气在肚子里，在一气二气周瑜时，肚子里的都快胀破肚皮了，当然到第三气周瑜时，就会气炸肚皮喽！所以，周被第三气活活气死了。

有些人遇到同一个问题，他就不憋气，而有些人却是憋得十分厉害。这中间的区别就是：思维转化问题的能力有大小。

被老总无端指责了，思维转化弱的人就作负面考虑，就将恶气强压在心底；而思维转化力强的人，就作正面考虑，反而将恶气转化为正面动力了。

在中国传统文化里有一门忍学，从健康学的角度来说是十分害人的，虽然他对事业追求有一定的帮助。

由于"忍学"的广为传播，什么小不忍则乱大谋；什么忍得一时之气，免得百日之忧；忍气吞声；忍辱负重；忍痛割爱……这一切都已深入每个中国人的人心，真害人呀！

说得极端一点，这个"忍"字杀了多少人，使多少人得了忧虑症，得了精神病，得了各种癌症；使多少人成了短命鬼；折损了多少人的阳寿。

许多人却不知道，忍字头上一把刀，真的是"杀人"呀！

因此，有时发发脾气，十分有利于养生。"病"就是心火，心火是从肝上来的。古人的说法很形象，肝属木，木头一点就着，容易上火。

人体内气太多了，发不出去，老憋着，就成了心火。心火的源头不在心里，而是在肝上面，所以要把肝调理平衡了，不上火了，病因就消除了。

每个人都会生气，有人说我修养好不生气，这只不过把气藏得比较深罢了。气不发出来，就容易上火。

生气本身对身体没损害，关键是你的气得在该发的时候发出来，而且发得恰到好处。这关键是掌握个度。孔子说"发乎情，止乎礼"，在情感上表现出来，在礼节上适当控制。

对于健康来说，忍学是一门缺德的学说。至少，是一门弱智的学说。人一旦遇到问题，就忍，这显然是弱智的表现。

什么叫智慧？说白了，就是转化问题的能力。你不能转化问题，只能忍着，任问题存在，使你头痛，使你大伤脑筋，证明你显然是没有智慧，至少是弱智嘛！

因此，你以后一旦遇到无力解决的不公平的问题，你首先想到的是不能忍着，不能憋着，而是运用思维转化力将问题分析、消融、气化掉，将负面的问题负面的能量转化为正面的能力和力量，从而开创造全新的局面来。

作憋气之想，是要不得的，那是无能的表现，是智力弱下的表现。

更何况，憋气之想，只会把矛盾恶化，使冲突加剧，或者是将那股恶气转移到自己身上来毒害自己。

俗话说："金无足赤，人无完人。"在社会中，每一个人都因出身不同、环境不同、经历不同、习性不同、觉悟不同、心境不同等等原因，大家都会有不同的弱点、缺点，都会有不同的看法、心境，相互之间难免会有不愉快的事情发生，关键是我们自己去如何处理、如何对待。这时我们不妨学学古人养生保健的三三法：

一是三戒：孔子主张三戒："少之时，血气未足，戒之在色；及其壮矣，血气方刚，戒之在斗；及其老矣，血气既衰，戒之在得。"青少年时期、壮年时期、老年时期由于年龄、生理、心理的不同，养生保健的重点和方法应有区别。

二是三有：《黄帝内经》提出："食饮有节，起居有常，不妄作劳。"饮食有节，即吃饭要有节制，要定时定量。起居有常，即一日生活要有规律，做到张弛有度。劳作有序，指工作有条不紊。注意劳逸结合。

三是三去：《道德经》提出："去甚、去奢、去泰。"意思是要去掉极端的、奢侈的和懒散的状态，保持思想纯正，目标适当，积极进取。

3. 怨气多了，疾病容易恶化

讲了赌气和憋气的坏处，现在我们来讲容易引起生病的第三种想法——怨气。

作怨气想，是所有发病率最高的一种想法，是一切疾病恶化的最常规的想法。

所谓作怨气想，包括三种基本想法，一是他人表现出指责和埋怨，二是对自己表现出烦恼，三是对事情表现出埋怨和后悔。

我有一个亲戚，他不到60岁就遗憾地去世了。他这个人有一个最大的思维病就是作怨气想。他本人争强好胜，在亲戚之中，他算是有本事的人，不服输，敢于改变命运，总希望比别人都生活好一些。活得好一点，这本没有错，只是错在他有太多太多的怨气，错在他养成了一个负向的思维习惯。

他的儿子还是一个小孩时，他就不断用指责代替了教育，儿子毕业后已很努力，但他指责儿子毛病太多，不断挑儿子的毛病，而且指责起来不分场合，不分时间，有时许多人在场，他毫不给面子，说骂就骂。有时半夜了，他也是大声指责，毫无顾忌。

他的出发点是好的，一心想子女跟他一样努力，让子女能强人一等。只不过在这种教育下的子女都会有逆反思维的。哪里有压迫，哪里就有反抗的。

随着儿子年龄增大，儿大不由父。作为父亲的他，怨气便越来越多，越来越大。

这个父亲不仅埋怨他儿子，而且还埋怨了他老婆。于是这个家庭长期充满火药味，口水战总是一触即发。

这种怨气不仅伤害了他人，而且也伤害了他自己。他总是为子女不听话而烦恼，为自己做错的事而烦恼，为做不到的事而埋怨。

由于他的火暴脾气，终于导致他在一次弄打兔子的火药时太急躁而失手将火药弄爆炸了，手指被炸掉两个。

手指被炸的人依然活得好好的，这世上有许多，有多少人连腿都没有不也活得充满希望？！但他就不可能活得好了，因为他多年来已积习了一种很深的凡事带着怨气的思维习惯，遇事都往不利方面想。于是，他在任何地方都在埋怨自己的命运，在任何地方他都会表现出对自己和他人的怨恨。

他以前本就有近二十年的肝病，再加上他总觉得自己的手指被炸掉两个后就变成了残废了。

他的思维导致他的肺病、肝病加重，终于在炸手指后的一年之后便倒下了。

对一个十分要强的人来说，花钱治病花光了家中所有的钱，而病并未大大改善，他自己更是怨声载道，叹气不断。终于，他在某天突然病情恶化了。

我太了解他去世的真正原因了。他显然不是死于肺病和肝病，而是死于开始的怨气思维。谁劝他要看开一点，他都听不见。现在倒好，终于什么也听不见了。

怨气和前面的赌气、憋气思维，其实都是低层次的思维形成。一个若只停留在这个层面上，一个人的所有智力若只用支持赌气、憋气和怨气之上，那只会迅速恶化人的生存生活环境的，会迅速将自己孤立起来的。

专家表示，当意识到自己或他人在抱怨时，要及时将话题转移到轻松的事情上，这样可以帮助负面情绪的扭转，化解抱怨带来的伤害。同时可以找点积极、轻松、乐观的文章或是节目来看，调节低落的心情。

抱怨是一种慢性病，但不等于生活中不能有丁点抱怨，发行量超过600万册，有着"改变无数人命运之书"美誉的《不抱怨的世界》

中，作者威尔·鲍温说他常被问到的一个问题是："我永远都不能抱怨了吗？"他是这么回答的："你当然可以抱怨。但抱怨要有度，至少是不经常、不伤害他人、不伤害自己。"

生命的健康程度与他人和认可度是密切相关的。小时候，人的生命力不强大，尤其是思维力，因为人与他人与社会的思维连接力薄弱，中青年人的生命力特别旺盛，是因为他的人际关系和认可程度处于人生高峰期，到了老年时间，他人和社会的认可程度下降，人也失去了中青年的自信，到死亡之前，人几乎失去外界的认可和连接了。生命的健康是呈纺锤形的，两头小，中间大。因此，我们若持负面思维，持停留在低层面的思维，那么，我们不生病才怪呢？！

中国的养生术中有许多大智慧，我们还是来读读下面这首寓意深刻的劝世歌吧。

莫生气

人生就像一场戏，因为有缘才相聚；
相扶到老不容易，是否更该去珍惜；
为了小事发脾气，回头想来又何必；
别人生气我不气，气出病来无人替；
我若气坏谁如意，而且伤神又费力；
出门在外少管事，早去早归少惦记；
邻居亲朋不要比，儿孙琐事随它去；
娃娃降生皆欢喜，人到终年任它去；
吃苦是乐在一起，神仙羡慕好伴侣；
男女老少多注意，莫生气啊莫生气！

请大家谨记，养生要讲五平衡：

一是环境平衡：健康长寿的人，必须与环境保持平衡，人与环境失去平衡，便会生病，甚至不能生存。

二是营养平衡：要调和五味，不偏食。营养平衡才能使人均衡发育生长。

三是阴阳平衡：万物均有阴阳属性，一旦阴阳失调，人就生病。《黄帝内经》说："阴胜则阳病，阳胜则阴病，阳胜则热，阴胜则寒，阴虚则阳亢，阳虚则阴盛。"

四是动静平衡：《黄帝内经》说："久卧伤气，久坐伤肉。"要保持健康，必须做到有张有弛，劳逸结合，动静平衡。

五是心理平衡：情绪是生命的指挥棒，精神崩溃会导致身体崩溃。生气和忧郁可使人生病。"生命在于平衡"，失衡就会生病，甚至丧生。

4. 怕什么来什么，过度忧虑容易成疾

怕，往轻处说就是有所担忧，往严重说就是恐惧。常怀怕气，就是带着担忧和恐惧，对未发生的事和未见到的人，而在自己内心深处产生的一种负面推理思维。如许多人对工作担忧，对未来担忧，对个人前途担忧，对子女担忧，对死亡恐惧等等，都是如此。

人生不满百，常怀千岁忧。生活中，有些事是值得担忧的，但绝大多数事是不必担忧的。许多人的恐惧是自找的。没有谁让你恐惧，让你恐惧的多半是你自己。

有一个女士三十七岁了，她丈夫事业有成，身边美女成群，她于是担心自己的丈夫会出轨，丈夫身边的美女会勾引她的丈夫。晚上丈夫回得晚一点，她就睡不着觉，担心丈夫与人约会去了。出差按预定的时间该回来了，她也担心和小秘睡得忘记了……

反正她一个人在家里什么没做，一日三餐有保姆做，她有大量的时间，都用在猜疑和担忧她丈夫身上。但她又没发现丈夫出轨的痕迹，

也不便跟丈夫吵架，她只得一个人关上门怨自己。

时间一长，她头上竟然出现了许多白头发，脸色也更苍白更衰老。由于丈夫回家得不到温暖，回家的日子便越来越少了。她的头发越掉越多，因为她预想的悲惨的未来正一步一步向她逼近，她失眠，后来发展到没有安眠药就睡不着觉的地步了。

然后有一天，她突然疯了。

是谁逼疯了她呢？当然是她自己！

她一直活在她虚构的假设的世界里，她一直活在她自己制造的恐惧世界里，最后，终于被自己逼成疯子。

生活中被自己制造恐惧逼疯的人不是太多，但被逼出小病的人却是非常之多的。

笔者的一位老同学，刚刚提拔为正科级干部，这在小县城众多女性当中可谓凤毛麟角了。可是，不料想，刚升迁不久，恰逢县里组织领导干部例行体检。在做常规检查时，被医生检查出胃癌来，只剩下3~6月的寿命可活。

老同学是一个不大不小的行政单位的"一把手"，年轻有为，事业可谓蒸蒸日上，有一位知冷知热的老公，一个刚上初中聪明伶俐的懂事儿子，家庭可谓幸福美满。突然知道自己得了癌症，一时万念俱灰，暗自垂泪……但她不忍心增添亲人的痛苦，决定不告诉家人，独自承担生病的痛苦，并利用仅存的时间悄悄安排后事，连遗嘱也已写好放在床头柜抽屉里……

然而，不料想，老同学饱受了许多心灵与肉体的折磨，一个半月之后，在南阳市一家医院精确地检查，发现根本是误诊，她的胃是有一点小毛病。那是因生活不够规律而患上的浅表性胃炎，复检医生结论说没一点癌变的迹象。她不放心，又接着到省城肿瘤医院再次复检，结论确定为没癌变，根本不是胃癌。这下，她放心了，像另外变了一个人似的，对家人不再假颜欢笑，而是灿烂的笑容。

虚惊一场的老同学说："真奇怪，从医师告诉我胃癌的那一天开始，我的胃每天都疼痛不堪，要吃很多药来止疼，饭量大减，有时喝口开水咽下去也感到不舒服。确定是误诊以后，胃部就豁然痊愈了。"可见心灵的力量是非常巨大的。

"杯弓蛇影啊！真是吓得半死！"老同学每每提及此事，又好气又好笑。老同学遭遇到了不大不小的医疗事故，虚惊一场。"人是需要一种精神的。"无中生有，罹患心病，精神也会垮台。

常言道：愁一愁，白了头。笑一笑，十年少。这愁也是担忧的一种，都是负面致病思维的一种。你若还整天在为某事某人而发愁的话，那么，你也是在自折阳寿，在自残身体。与担忧相关的词还有不安、疑神疑鬼等等，这都会同样导致百病缠身。

人们担忧的事，真的会发生吗？

有人说，当今的世界是一个充满担忧的世界。学生们为学习、考试而担忧；青年人为升学就业、恋爱成家而担忧；中年人为养家糊口、敬老抚幼、竞争"充电"、功名利禄而担忧；老年人为来日不多、疾病缠身、儿辈立业、孙辈前程、人情冷暖、世态炎凉而担忧。

担忧就像一个包袱，在人生的旅途中不断加码，使人不堪重负。因为担忧，人们长期处于紧张状态，严重影响身心健康而处于亚健康状态。有的还郁郁寡欢而得上忧郁症，甚至进而酿成精神障碍而导致自戕。

因此，如何应对担忧，成了当代人的一个广泛关注的重要课题。

美国作家布莱克伍德写过一篇文章：《99%的担忧其实不会发生》，他在这篇文章中写了自己在二战期间的一段亲身经历。

过了四十多年基本顺畅生活的布莱克伍德，因为战争的到来，突然间世界上的大多数担忧便接二连三地向他袭来：

因为战争，他所办的商业学校的大多数男生都应征入伍而出现了严重的财政危机。他的大儿子也在军中服役，生死未卜。他的家乡一带要修建机场，土地房产基本上属无偿征收，赔偿费只有市价的十分之一。女儿高中马上就要毕业，上大学需要一大笔学费……

一天下午，布莱克伍德坐在办公室里担忧着，便把这些担忧一条条地写下来，冥思苦想，但却束手无策，最后只好把这张纸条放进抽屉。

一年半过去了，有一天，他在整理资料时，又看到了这张曾经摧残他健康的几大担忧，却发现没有一项担忧真正发生过：

他担心他的商业学校无法办下去，但政府却拨款训练退役军人，他的学校很快便招满了学生。他的儿子毫发无损地回来了。因为附近发现了油田，他的房子也不再被征收。在女儿将入大学之前，他找到一份兼职稽查工作，帮助她筹足了学费……

布莱克伍德最后得出了"99%的担忧其实都不会发生"的人生经验，并深有感慨地说："为了不会发生的事饱受煎熬，真是人生的一大悲哀！"

诚如斯言，99%的担忧不会发生，而真正的担忧又很少很少，可以忽略！

这正应了中国的一句俗话："船到桥头自然直。"一切烦恼都会随着时间的推移和通过我们自身的努力而被我们忽略。而忽略掉一个担忧，就会迎来"山重水复疑无路，柳暗花明又一村"的一个佳境。

从另一个角度看，人生其实就是一个与时间一同成长和衰老的历程。人生在世，草木一秋，对于生命来说，重要的不是目的，而是过程。就算人生是一个梦，我们也要有滋有味地去做这个梦，不要失掉梦中的情致和兴趣；就算人生是一幕悲剧，我们也要有声有色地演好这幕悲剧，不要失掉了悲剧的壮丽和快慰。人生载不动许多愁，人类天生就有智慧和能力避开一些顽固的担忧。正如诗人严力所说：

面对世界，虽然只有按快门的权力，但你有权力不站在坏风景的前面。

人们要想健康快乐，还须把握十多十少：

少一小时忧虑，多一小时欢笑。

少一次午餐宴请，多一次松弛时间。

少一周高压生活，多一周休息娱乐。

少一晚社交聚会，多一晚阅读书籍。

少一次工作酒宴，多一次家人聚餐。

少一小时室内，多一小时户外。

少一小时坐车，多一小时步行。

少一小时工作，多一小时健身。

少吃一份肉食，多吃一份果蔬。

少一小时熬夜，多一小时睡眠。

5. 唉声叹气，会让疾病越聚越多

哀气是指一种消极失败之气，是一种死亡之气，是一种无可奈何之气，是一种悲哀之气，是一种来自阴曹地府之气。

带哀气想的人，你一眼就能看得出来，你只要听其音，观其行就知道。他的皱纹总是爬上额头比同龄人快得多，他们总活在生活的底层，他们周围总围着一群失败者或久病者。

在生活上，他们是弱者，他们在人生道路上历经了许许多多的苦难，但他们并没有真正战胜苦难，相反，他们伤痕累累，失败连连。他们被生活一次又一次的残酷打击而弄得伤痕累累，他们是彻底失去了生活勇气的人。他们之所以还活着，也许是还有一点亲情牵挂，或者还有一点义务没有尽到，他们便暂且活在这个世界上，也可以说是一种无奈之举而已，要不然，他们早就弃世而去了。

前些年，在我身边，我会经常遇到一些唉声叹气的人，他们抽烟，他们喝酒，他们时常低着头做人，很少言语，他们时常悄然落泪，慨叹世界的不公平。

我有个熟人，他家兄弟三个，是由单身母亲抚养长大的，他人很聪明，考上了一个知名大学，但因为没有钱只得放弃读书，早早开始工作。后来他母亲得了糖尿病，可因为家里没钱，只能偶尔买点药治一下。

生活中连遭打击，事业上也不成功，他混了十几年，还是一无所长，没什么成绩，以前的朋友也都天各一方，帮不上忙，他的生活越来越困窘。

他骨瘦如柴，身体特别差，眉头皱得很深，每说一句话便悲哀地叹一口气，似乎面对人生已无计可施，已无可奈何了。我听他说一百句话，至少九十九句是在传达负面而消极的信息。

他说他长期失眠，而且一睡着就做噩梦，时常惊起一身虚汗。

他肠胃长期不好，去年，听说他得了肠癌在老家等死。

我听了十分伤心。一个原来很聪明的人，居然被生活折磨得如此悲哀。

许多人说，他命该如此。但我不认为是这样，他的得病及人生失败都是他自己一手造成的。

他长期处于阴暗的心态之下，与任何人交谈都带着一股哀伤之气，带着一股要死不落气的神情，别人自然也不愿长久与他打交道了。

所以，他的病，他的命，都是他自己一手造成的，他是他命运的总导演。

你如果也在唉声叹气地说话，那你也要小心，一是别人不会长期听你的负面之词；二是不想被你的负词伤害；三是不会带给听众任何希望或有利点。

生命不相信眼泪，没有谁的天下是哭出来的，也没有谁的健康是叹气叹出来的。哀愁有如毒药，谁接近就会毒死谁。你若还对你身边的人有情感，那么，你千万别开口就叹气连连。

北京大学精神卫生研究所心理精神科主任说："'情绪'是指我们对客观事物态度的一种体验。你感受到这个客观事物对你有利，你就高兴；你感受到这个事物对你有害，你就痛苦。情绪的第一特性是'必要性'，是指我们的任何情绪不管是高兴也好，痛苦也罢，都是必要的，虽然我们生活的目标是要多一些愉快，少一些痛苦，但是我们不可能只要愉快，不要痛苦。"

对于那些必要的痛苦，我们还必须学会接纳它、与它和平共处。人们遭到重大精神创伤时，如空难、地震、水灾等，我们去给那些人做危机干预，这时我们去做什么？并不是像别人想象的那样去对他们说"你要节哀，要看开一点""死者已矣，生者要好好活"等，实际上说这些是没有用的，那个时候就必须让他痛、让他痛出来，如果不痛出来，就会憋出毛病。

痛苦是不可能没有的，相反，它还必须要有，如果有人祝你天天快乐！永远快乐！千万别当真，千万别那样，因为真是那样的话就麻烦了。所以我们要学会和必要的痛苦相处，真的有了这个胸怀，管理自己的情绪就不成问题了。

一位30多岁的男病人，他说他整夜失眠，他尝试过很多办法，到很多地方去求医，但总是没法彻底摆脱。他问我："你能不能找一个彻底的办法，帮我永远摆脱失眠之苦。"我对他说："你跟失眠斗了十多年，既然斗不过它，干吗不向它投降？给它写一个投降书，说'我斗不过你，我认输了，你爱什么时候睡就什么时候睡'。别人一天24小时有8小时要睡觉，你一天24小时都是清醒的，爱想什么就想什么，多好！今天晚上你就别与它斗了，打算一晚上不睡了。"结果第二天他来告诉我，昨晚是他睡得最好的一晚。

在面临不良情绪的时候，你越是害怕它、越关注它，就等于在不断给它能量，它就会越厉害，对于一些不良的情绪要忽略它。

总之，任何情绪都是有必要的，都有它存在的合理性，即使是一些糟糕的情绪。如愤怒的情绪可以使我们调动能量，克服我们达到目的的障碍；恐惧的情绪有些时候可以使我们回避危险，避免我们受到伤害；高兴的情绪则可以促使我们重复让我们得到快乐的行为，这些对我们都是有意义的。

有情绪并没有错，错的是如何转化情绪！

6. 怒火上心，容易脑出血

怒气，本是怨气的升华，只不过怨气爆发的强度小一点，而怒气爆发的强度大一点而已。

带着怒气想，则时常会失去理智，任由思维往负面方向发展，而且在内心寻找施暴的原因，在外强化施暴的力度和对象。如此一来，必将使双方冲突迅速升级，小则造成对立局面，重则造成打斗场面，更严重的会造成死伤。

更何况，作怒气想时，人的火气上升，必将迅速打破体内平衡，导致气血失衡而立即恶化疾病。

许多人都曾有这样的人生经历，在大怒或极度生气时，人会有头昏脑涨、头重脚轻的飘浮感觉，甚至见到有很多人发怒导致心脏病发作，心肌梗死而当场死亡的实例，这都是作怒气想的结果。

去年，我去医院看一个朋友的爸爸，我那朋友的爸爸是一个固执的老人，体态高大，脸色红红，一看便知是有心脑血管病的人。

老人有一儿一女，他对儿子还算满意，但对女儿就十分恼火。因为老人是一个北大的教授，有地位有身份的人，他女儿也是一重点大学的高才生，女儿长大后，居然和中关村的未读过大学的农村小伙子谈起了恋爱，老人一听就十分生气，多次跟女儿谈都谈崩了。后来，女儿从家中搬出去与那男儿同居了。半年都没回家了，老人更是有火无处发，心里憋了一肚子气。

我与他儿子刚落座一会儿，他女儿跟他哥来了个电话，电话里说她也想看看爸爸，现在就在医院门口。

他哥在走廊里电话中交代了几句就叫她进来。

女儿十分亲切地喊着爸爸，但老人一见女儿打扮得十分时尚（他看不惯流行的东西），半年没见，人已大变样，而且心中积压了半年的火就立即爆发出来了。

老人叫她滚出去，他不认这个女儿，而且破口大骂，越骂越升级。

女儿也是火暴脾气，被骂了一会后就顶了几句。

这下老人就不得了了，他抄起床边的水果篮就向女儿砸去。女儿气呼呼地走了。

老人火气升级，刚站起欲大骂，突然白眼一翻，人一僵，倒在床边休克了。

医院急诊是脑出血死亡。

女儿看父亲本是一件好事，老人作怒气想却酿成悲剧。

究竟是谁导致老人死亡的呢？

显然是他自己。他自己有心脑血管病，不能动怒，更不能作剧烈运动，自己没有顾忌自己的病，任由负面思维控制，结果自然不会好。

人世间有多少悲剧，都因带着怒气想而造成，无论是身体还是事业，都因一个"怒"字而失败。

一个长期发怒的人，如果是领导，那么，他必将成为孤家寡人；如果是朋友，朋友必将逐渐弃他而去；如果是夫妻，能忍的则虽然留下了，但日久天长也易得大病，不能忍受的则必然劳燕分飞；如果是恋人，恋人则必会"逃之夭夭"。

总之，一个人若不能控制住情绪，则必然事业难成，而且身体也会生出疾病。

要想少发怒，就得学会换位思考。

进行换位思考，就是把自己放在对方的位置上，从对立的角色体验中纠正偏见。换位思考是一种生存智慧，它能消除偏见，构建和谐。

人生是一个大舞台，每一个人都在这个舞台上担任着一定的角色。时间久了，就容易形成角色意识。心理学家认为，这种角色意识具有片面性，容易产生成见效应。

德国有一户人家需要在城里找一栋房子。他们一家三口，丈夫、妻子和一个五岁的孩子，跑了一天，终于在傍晚时看到了一则称心如意的公寓出租广告。

他们满怀希望地跑了去，房东仔细地打量了三位客人，"实在对不起，我们的房子不打算租给有孩子的住户。"

丈夫、妻子听了不知如何是好。踌躇了半天，只好遗憾地离开了。

那个五岁的孩子，把一切看在眼里，走了没多远他又一个人跑了回来，并用那双小手敲开了房东的门。小孩很有礼貌地说："老爷爷，这个房子我租了，我没有孩子，只有两位老人。"

房东一听孩子的话，笑了起来，他们本意是怕孩子吵，一看孩子如此懂事、会说话，就欣然同意把房子租给他们了。

换位思考打破了房东老人的角色局限，使他们自愿放弃了原来的成见。

有这样一副对联：

你无法改变天气，却可以改变心情；

你无法控制别人，但能够掌握自己。

横批：操之在我。

如果你也是一个十分容易生气动怒的人，有没有想过试着改变一下自己暴躁的脾气呢？你该怎么办呢？对此，心理医生为脾气暴躁的人开出一系列"标签"药，当感觉"情绪"即将出现的时候，你不妨一试。

提醒——在卧室或在课桌上贴上"息怒""制怒"一类的警言，时刻提醒自己要冷静。

转移——当发觉自己的情感激动起来时，为了避免立即爆发，可以有意识地转移话题或做点儿别的事情来分散自己的注意力，把思想感情转移到其他活动上，使紧张的情绪松弛下来。

灵活——很多事情可以有多种处理办法，遇事要灵活行事，不要那么僵硬，有时可以退让一下，给对方改变主意和态度的机会，选择方法要考虑事情的效果。

换位思考——俗话说：“将心比心。”当别人触犯自己时，可以站在对方的角度想一想，可能就会觉得对方的行为情有可原。这样，不良情绪就会减弱，甚至烟消云散了。

升华——所谓升华，也就是将消极的情绪与头脑中的一些闪光点联系起来，将痛苦、烦恼、忧愁等其他不良的情绪，转化为积极而有益的行动。例如，当我们工作的成绩不是很理想时，我们可能会情绪低落，但如果我们不甘心落后与失败，能振作精神，奋起直追，这样就把消极情绪转化为积极的行动了。

人无完人，我们都需要改善、修正自己。从现在开始，从小事开始，让自己真正心平气和下来，平心静气地对待周围的人和事，相信你会体会到什么是真正的快乐，也会因此而摆脱无孔不入的身心疾病。

7. 绝望，极有可能扼杀生命

人有如计算机，你往身体里输入什么，你的身体就会是什么状态。输入的是积极的命令，你就活得自由自在；输入的是负面命令，你就会受自我折磨。有人做了这样的实验：一直念"完了，我要死了。完了，我要死了……"就这样念了十分钟，脉搏就弱了，几乎摸不着了。原来自己就能把自己杀死了！

实际上，凡事都顺应自己的程序，要是程序对了，结果错不了。

过去生产力落后，医疗设施落后，人的生活比较简单，疾病也比较简单。现在不然，越讲究卫生，抗毒能力越差；医学越发达，病种越多，医学专家都不明白这是怎么回事。

实际上，自然力永远平衡着人们不平衡的心情，自然力永远不可战胜。我们只能顺其自然，不能逆。

记住，我们下任何结论都要特别谨慎。中庸的中字是口字上贴个封条，就是告诉你别乱说，先把嘴封上。

咱们应该总是给自己输送良性的程序："我身边都是好人""我吃亏就是福""这人对我不好就是要转运了""我越病越感冒越排毒"……谁听说越感冒越短寿啊？平常，我们一定要学会输送好的程序。

我常常给自己输入良性的程序："丢钱了要来财运了""着凉了越冻越健康"。一般人说："左眼跳财，右眼跳灾。"我可不是这个程序，我是"右眼跳贵人"，都是跳好东西。我不像你们一天到晚总想不好，有些家长甚至孩子回来晚了，会嘀咕孩子是不是被打劫被绑架了，你看看这输的都是些什么乱七八糟的程序呀？不往好里输，还误以为担心是好心。

记住：担心就等于咒骂，诅咒！过去古人有些个诅咒法，魔道妖道的人常用诅咒法害人。实际上，父母们常常诅咒自己的孩子："哎呀完了，这孩子要不好好学习，今后就扫大街了""孩子总感冒，长大身体就弱了""孩子要现在找不着对象，以后就没人要了"。

这些都是什么程序呀？记住啊，永远要输入良性的程序！要怎么教育孩子呢？吃亏就是福，别人打你以后你就能当人上人，如此等等，这样就可以永远让孩子扩展心胸，我们自己也要扩展胸怀。

心情可以利万物化万物。心情能滋养我们，心情病了身体才会病。身体是心灵的显示器，《黄帝内经》这部经典里早就揭示出了这样一些简单的规律：喜伤心，喜则气缓，乐大了一般都没劲儿；怒伤肝，怒则气上，所以古人早有怒发冲冠一说；悲伤肺，悲则气消，哭得悲伤至极就休克了；思伤脾，思则气结；恐伤肾，恐则气下。

知道自己的性格就可以知道自己的疾病。

爱激动的人没有一个心脏好的，心脑血管都不好；爱生气的人容易得甲状腺、肝不好；爱较劲不服气的人颈椎不好；害怕、胆小的人肾脏不好；疑心重的人胰脏不好；没主意的人脑袋迷糊；干活生气的人肩周容易不好；儿女不听话的人往往腿关节不好；认真的人比较瘦；能将就就将就、喜欢积攒、不精进的人容易胖；着急的人容易心跳加快、高血压；

害怕压力的人容易低血压；特别爱干净的人皮肤容易不好，而且脾胃也不好；特别爱伤心的人胰脏不好、腰不好，同时容易有酸的感觉；爱闹心的人容易得痒的病；觉得人生艰难的人往往腿脚行动特别困难；你若总是心疼别人，心就绞痛，心疼得疼病，气恨得痛病；如果什么话都不爱听的，就得耳聋耳鸣；不爱看的容易眼花或得白内障；不愿和别人沟通的容易鼻子不通；操心重、瞎操心的容易白头发。

医学专家说：不良情绪有可能诱发肿瘤。临床上有数据显示，90%以上的肿瘤患者与心理、情绪有直接或间接的关系，精神创伤、不良情绪都可能成为患癌症的先兆。消极情绪会影响人体多个系统，如果长期不愉快或者失望，会抑制胃肠运动，从而影响消化机能。焦虑和愤怒则会使肾上腺素皮质类胆固醇等内分泌激素增加，造成人的心率加快，血压升高，使胃肠蠕动减慢。这些负面情绪很容易通过大脑反射降低身体的生理机能，造成能力降低或缺失，使机体从抗癌抑癌状态转向致癌状态。

这位医学专家曾收治过一肺癌患者。该患者55岁时，妻子和儿子在一次车祸中不幸丧生，从此他成天郁郁寡欢，健康每况愈下，一年后在一次体检中查出肺癌。他告诫我们，无论是健康人群还是患者，除了积极的心理暗示外，还要学会向别人诉苦，释放自己的心理压力。同时，要笑对人生，幽默和笑能刺激大脑产生对人体有益的物质。笑是一种独特的运动方式，可以增强机体的活力和对疾病的抵抗能力，使内分泌发生微妙变化，有益健康。他建议，当情绪低落或者不稳定时，可吃菠菜、香蕉、鸡蛋、燕麦或其他营养价值高的蔬果，这些食物能有助调节情绪。当然体育锻炼也不可少，经常锻炼可以增强机体抵抗力，消除忧郁情绪，使紧张得以缓解。

第三章

想开点,疑难杂症不用愁

1. 放宽心，偏头痛不用愁

所有解脱人生的智慧归根究底都只针对一个字——执。

执是什么？执就是狭窄。你太执着，就说明你太狭窄。执着对于事业成功是有用的，但对于健康却是大敌。

我在这一章里，也只集中谈一个字——开，即如何不执着，不钻牛角尖，不掉进死胡同里出不来。

"开"有许多方面，如宽、前、后、高、低等等，我将在本章中逐一给大家讲解。

千百年来，中国文化总结的健康智慧语太多太多，而"凡事都应想开点"就是其中广为流传的一句。这句话人人都知道，但并不是人人都做到了。其中还有许多人，我看并没有真正理解。

这句话中的"凡事"主要是指失败的事、突发事件、生老病死、烦心事等等一切负面的事；当然也包括好事，好事也不能一个人占尽，也应看开点。

人生不如意之事十有八九，因此，我们怎样才能正确处理这些事呢？怎样才能正确对待这些不利的事呢？

人的能力有大小，有许多事是不可能改变的，谁也不能让死去的慈爱的爷爷复活，诸如此类的事咋办？只有一条无选择的智慧——看开点。

所以说，看开是一种无奈之举，但却是一种明智之举。

在无法改变的事实面前，你看不开，就憋气、赌气、生闷气，到最后，这些邪气便会伤害你的身体。当邪气达到一定程度，你就生病了，这岂不是自找苦吃？

因此，想开是对的，凡事都应想开点，才是你正确的选择。

只有想开，你才会不憋气，你才会理解他人的恶，才包容他人的不是，才会不伤自身，才会健康地生活下去。

年近百岁高龄的台湾著名摄影艺术家郎静山先生说："别人的事我多顺从，自己的事我不勉强。"

这种富含生活哲理的处世原则和养生观，其核心就是"想得开"。面对生活中的种种烦恼，只要能努力提高自身素质，培养健全的性格，保持一种"宽容一切"的心理态势，便会逐渐忘却烦恼与痛苦，获得心理上的满足。

当然，必要时也可求助于心理咨询。通过心理医生的劝导、启发、安慰和教育，让认知、情感、意志、态度、行为发生良性转化等，无疑是保持身心健康的保健措施，不妨一试。

看开的第一步是往宽处想。

我一个朋友有点小钱，钱不多，但被他的一个朋友借了三万元。借钱者是借去做生意。他的钱本不多，也是强行说服了老婆而借出去的。

我的朋友与我相处较近，我们几乎每周都能见面。一见面，我见他脸上有些忧愁。我便问他，他说有点头痛。我追问后，他说他担心借给朋友的钱会被借钱者亏掉。

原来头痛是因为他从借钱出去后便一直担忧对方会亏掉，三个月后还不起他的钱所致。

又一个星期后，我这朋友更加愁容满面。我问又是什么事不开心？

他说，他的朋友，那个借钱的人果真亏了，是被骗了。骗子溜掉了。

我才知道，他是十分担心借钱者还不起钱。

他说，他老婆在家里埋怨他，两人争了几句，他头痛得更厉害了。

事情发展还在恶化，借钱者打了电话给他——说一定会还钱的——而后手机就关机了，人也不知到哪里去了。

我这朋友头痛得厉害，他到医院买了些药，但不管用，他来找我。

我笑道：你要往宽处想，头就不痛了。

他又叹气道：唉！这钱没指望了，它是我一年的工资呀！

我请他吃饭，在桌上我笑道：你现在能找到他的人吗？

他说找不到。

我又问你找到了人，他还得起钱吗？

他说不可能。

我说，你相信他的人品吗？

他说，绝对相信，不然我也不会借钱给他。

我道：无法改变的事实，居然把你缠得生病了，实在太可笑呀！你不能一天到晚就想着这事，你应该把你的心往宽处想一想，比如你的工作，你对子女的关心，对老婆的爱，等等。

饭后，我带他爬了香山。在山顶上，我又跟问他，这世界上智慧的妈妈是谁？

他笑了笑反问我是谁？

我说是心里的宽度。如果一个人心中有一个大世界，那么他就是十分健康的人，如果心中只有一个死结，那么，那就会愁肠百结，生气生病。

他又反问我如何才能有宽度？

我笑道：一是早晨起来多做扩胸运动；二是有空就拓展你的内心世界，建设你的内心世界，从一草一木，一花一树，一山一水开始建起，而后来植入各种各样的人，再后是植入风险和人性的丑恶与美好，如此等等，不要多久，你心中就有了一个宽阔的大世界，你也就会面对任何烦恼而心平气和了。

他笑道，有点意思，头现在也不那么痛了。

一个人只想着一个麻烦点，一个痛苦点，自然会导致负面思想侵入体中，从而恶化你的心理环境和生理环境，最后会生出疾病来。而拓展思维的宽度，其目的十分明显就是要转移人的负面注意力，而使你从负面注意点上移开，移到外面更广阔精彩世界冲来，使你以执着于一处的偏执思维变成广阔世界的动态思维，使你从牛角中转出来，而关注你真正应该想的事。

一个人的心里宽度决定了他的健康状况。什么事都斤斤计较的人，绝不可能是心宽体胖之人；那些小肚鸡肠的人，很少有长命百岁的；每天忧心忡忡的人，天长日久必生大病。

这一切都是由心的宽窄造成的。

安徽桐城的历史名胜——六尺巷就记录了一则有关心宽的美谈。

清朝康熙年间大学士张英的家人重修府邸时，因院墙与邻居吴氏发生争执，两家都想占用两院墙边上的人行道，为此双方吵了几架，工程都停了下来，张英的父亲气得病倒在床，吴氏更是心烦气躁，脸色难看。

张英的家人于是给在京为官的张英写了一封信，要求他让当地官府帮其家人撑腰。十天后，家人收到张英的回信，他在信上劝父亲要宽心，在信结尾处还写了一首打油诗供家人理解。诗如下：

> 千里送书只为墙，
> 让他三尺又何妨。
> 长城万里今犹在，
> 不见当年秦始皇。

父亲是个明事理的人，一读此诗便笑了起来，大笑之后，立即叫二儿子将墙让出三尺，重新修墙。二儿子见父亲能下床了，病也好了，立即照办。这在病理上叫郁气被喜气驱散，体内邪气被正气压住，故病立即有好转。

邻居一见对方主动让出了三尺，他本就理亏，在张家的大度暗示下，他也有所悟，他自认不能在胸襟上输给对方，于是也让出了三尺。两家之间便空出六尺，六尺巷因而得名。

什么事，只要一往宽处想，又有什么矛盾不能化解呢？身上又怎会无端生出许多邪气呢？所以，我时常劝朋友们，多看看大海，多爬爬高山，那样，人就不会心胸持久的狭窄。

可以肯定地说，健康的人都是宽心的人。在生活中，一个人不能不懂得宽容，也不能一味地宽容。一个不懂宽容的人，将失去别人的尊重；一个一味宽容的人，将失去自己的尊严。

宽容，是舒放人际疲惫的良方。

现代人在人际关系的网络中深感疲惫。每个人皆面对着无数多且无限复杂的人际关系，天天都要去处理，在生活中与他人打交道。如何不与之发生冲突，保持和谐，并实现我们所希望达到的目的。这就够我们伤脑筋的了；我们还要处理许多与亲属的关系。稍有不慎，便引发出许许多多的矛盾，让我们手忙脚乱，无可奈何。我们在险恶的人际关系中战战兢兢，如履薄冰，深感身心疲惫不堪。

法国19世纪的文学大师雨果曾说过这样的一段话："世界上最宽阔的是海洋，比海洋宽阔的是天空，比天空更宽阔的是人的胸怀。"雨果的话虽然浪漫，却也不无现实启示。

宽容，对人对己都可成为一种无须投资便能获得的"精神补品"。学会宽容不仅有益于身心健康，且对赢得友谊，保持家庭和睦、婚姻美满，乃至事业的成功都是必要的。因此，在日常生活中，无论对子女、对配偶、对老人、对学生、对领导、对同事、对顾客、对病人……都要有一颗宽容的爱心。

最后，我们要记住中华养生古训中的"四君子汤"：

君子量大，小人气大；

君子不争，小人不让；

君子和气，小人斗气；

君子助人，小人伤人。

另外，千万不要坐在家里苦闷，自慰，要出去走走，江上有清风，山间有明月，去大海看日出，去西山看日落，去蹦迪，去喝酒。喝酒好啊！饮酒就像人生，莫多饮，莫不饮。多饮戕害生命，不饮无情思理趣，微醉微醺，恰到好处。人生则莫多欲，莫无欲，多欲为纵欲主义，无欲为禁欲主义。古人说得好，以理节情，我再加一句，以情导欲。这叫作载歌载舞载酒，有理有欲有情。

2. 多想好事，掉头发不用愁

一时悲伤不是你的错，但如果你持续悲伤，那就是你的不对了，那就证明你的思维静止了，停止于一个死角上了，你没有想得开的思维能力。

往好处想，很明显就是要使你静止于一点的负向思维运动起来，朝着积极向上的方向进行正面思考。

做人要多看别人的好处，多想别人的长处，多从积极的角度去理解，而不是从消极的角度、一点的角度去静止看人。

西藏有一个女人生病了，脸上长满了麻子，头发掉了许多，脸色皱纹越来越多，最近似乎老得很快，而且脾气变得十分暴躁。

她老公就带她到一著名喇嘛的住处进行救治。

喇嘛上下观察了这个女人后问道：你最近在干什么？

女人回答：没干什么，最近学了门吃饭的手艺，雕母夜叉，我学习能力不强，师傅老骂我，我只好日夜想着如何雕那母夜叉，想来想去，晚上老做噩梦，吓死人的。

喇嘛道：从今天起，你回去后不再想着雕母夜叉，而想着跟我雕一百个漂亮的观音菩萨，到时送到寺里来，我付你二倍的钱。

这个女人回家，从第二起就开始雕漂亮的观音菩萨。她一想到还能得双倍的钱，就高起来。刚开始时，她雕得还不太像，于是她又沉迷在琢磨雕漂亮的观音相上，朝思暮想，日有所思，夜有所梦，每天晚上做几个美梦。每天早晨起来，她都精神百倍，不久，她就觉得越雕越有趣。

她老公从外地回来，突见她脸色红润起来了，脸上的麻麻点点也消失了，头发也发亮亮的，就十分奇怪地问老婆。

女人也说不出个所以然来，只说是山上喇嘛真是神奇。

其实一点都不神，我们的身与思其实是一个整体，平时，我们常听听说某某贪官被抓后一夜之间就白了头；某某人对吃虾过敏，一听到吃虾或看到虾子，身上就会很快出现荨麻疹，皮肤就过敏；许多癌症病人在没确诊之前活得好好的，一旦确诊后没几天就死去了……

这些都说明思维与身体是十分关联的，一方出了问题，同时就会影响到另一方面。

上面故事中那女人只改变了思维方式，只是变负面思考为正面思考，变恶向思考为善向思考，一段时间，她的生理机能就发生了巨大的变化，她就由生病的病人变成了一个十分健康的人，这就是往好处想的魅力。

从思考问题的角度来说，事情也是这样。同样一件事情，从不同的角度来思考，也会有迥然不同的效果。用心理学家的话说就是：积极思维使人愉快，消极思维使人悲哀。

积极思维与消极思维的差异不在别的，而在于心态。一个人的心态好坏，既可以是快乐的酵母，也可以是悲凉的前奏。

人的心态不同，对同一事物的感受就迥然不同。譬如同样是写花，有人赞颂："落花不是无情物，化作春泥更护花。"有人却写下让人肝肠欲断的《葬花词》。再如面对秋天，马致远写得悲悲切切："古道西风瘦马，枯藤老树昏鸦，小桥流水人家。夕阳西下，断肠人在天涯。"

而刘禹锡却写得十分亲切："自古逢秋悲寂寥，我言秋日胜春朝。晴空一鹤排云上，便引诗情上碧霄。"

面对同样的事物，遇到同一件事，有人感到快乐，有人却感到苦恼，这完全是不同的心态使然。

有这么一个寓言故事：两个工匠去卖花盆，不幸途中翻了车，花盆大半打碎。一个工匠哭丧着脸说："完了，摔坏了这么多花盆，真倒霉！"另一个工匠却说："真幸运，还有这么多花盆没摔坏！"

一个人如果有了好的心态，哪怕在身处逆境、绝境的情况下，也能感受到快乐和希望。

1914年12月的一天，一场大火把大发明家爱迪生的实验室化为灰烬，损失超过200万美金，其痛苦心情可想而知。那时爱迪生已是67岁高龄，人们都担心他经受不住这么沉重的打击，会被痛苦压得趴下去。谁知第二天早上，爱迪生看着一片废墟说道："灾难自有它的价值，瞧，这不，我们以前所有的谬误和过失都给大火烧了个一干二净。感谢上帝，这下我们又可以从头开始了。"火灾刚刚过去20多天，爱迪生就开始推出他的第一部留声机。

美国教育家卡耐基说："如果我们有着快乐的思想，我们就会快乐。如果我们有着凄惨的思想，我们就会凄惨。如果我们有害怕的思想，我们就会害怕。如果我们有不健康的思想，我们就会生病。"

前几年流行两句话，一句是"没有任何借口"，一句是"方法总比问题多"。

这两句话都告诉我们，遇到问题是人生的常态，若遇到问题你就找借口，自然问题得不到任何解决，而且还会产生新的矛盾，因此，只有那些主动往积极处想的人，去寻找方法的人，才有可能走出困境进入佳境，步入人生新境地。

健康也是如此，你身上有一些小病，你若依然担忧、恐惧、憋了一肚子气，那么，只会加重你的疾病，相反，你若看开点，胸怀放宽点，多朝好处看看，进了花园别老去找荆刺，而要学会去欣赏花园里各种各样的鲜花，那么，你就没有白去一趟花园，人生就没白走一趟，你的疾病也会在调理中慢慢好起来。

3. 改变思维，换个活法，死症变活症

往事后想就是假定事情发生之后回过头来想。

先说往事后想治病的例子吧！

前几年，北京某干休所老长征干部得了癌症，各种方法都用尽了，依然不能使病情好转，老人很固执，坚决不化疗。后来医生说这老人最多还能活半年。

部队干部尊重他是一位老革命，尊重老人死前的选择——他要回湖北老家疗养，以度余生，死了也要埋到老家的土地上。

部队派专车送老人回了湖北老家。

老人回家后第一件事就是想尽快找到死后埋自己的墓地。他找到小时候常去玩的一个山上，看到了儿子玩的地方还依然如故，只是山上的树被砍划得很厉害，他决定就埋在这个山上。于是他找到当地民政局，民政局干部同意他的意见。

山找到了，美中不足的，只是树太少，尤其是松树太少。

老人决定将自己的钱一半用来购松树苗将山上栽满松树。他想，到时自己死了也藏在一个苍松翠柏的山上，而不是光秃秃的山上。

他依然有军人风格，说干就干。他请了当地的三位民工便干了起来。他自己也完全不顾癌症了，也每天到山坡上去栽松树苗。

他听着乡音，呼吸着久违的带着泥土气息的空气，心情好极了。他每天起得早，身上每天都流几身汗。

亲戚都叫他少干点。老人总是笑着说，我必须多干才成，我只有半年活了，在这半年之中，我必须在这山上栽一万颗松树，我还要将这座废山取一个新的名字呢？亲戚也笑问道：您取个啥名呀？

老人笑道：我想了，就叫万松山吧！

老人忘记了疼苦，忘记了吃药，忘记了自己是个将死亡人，他越干越来劲，整天忙得笑呵呵的，全身上下都是泥，仿佛一个老顽童似的。

时间过得真快，半年将到了，山上的树也快栽完一大半了。

部队的慰问小组见老人还没有去世的消息，就又派人去湖北看他。一看吓一跳，老人在山上栽树，像一个年轻人一样，根本不像一个将到死期的人。于是，立即把老人拖到县医院检察各种指标，奇怪的事出现了——癌细胞都没有了。

到哪里去了？

显然是老人改变了思维方式，换了生活环境，将自己的癌症大大改善了。

没想到他本是回乡找埋葬自己的墓地去的，却不期将自己的病情大大改善了。

老人为什么癌症晚期之病，半年就不见了呢？

这很正常，人是一台自足的机器，人是完人，任何病都可以自己大大改善，只不过许多人不知道罢了。

怎么治？首先是改变思路，老人是回到了大自然中；后来测老人每天工作、休息的山上山下，空气中负氧离了指数是北京城干休所的三倍；二是老人由于每天干活很累，睡眠质量大大提高；三是吃也吃得相当多了；四是老人回到阔别几十年的老家，听到乡音十分亲切，心情更好得不得了；五是流汗加快了排毒功能，加快了新陈代谢。

仅此而已，就能将癌症赶走。这就是自然疗法的好处。

这个故事告诉我们，你生病了，不应只整天想着你那病，而应往病外想想，想想还能干点什么别的，或者想想其他的事也成，总之，只要能转移负向注意力的思维就成。

往事后来还有一个好处，你若遇到生活困难，你无法解决，十分苦恼。此时，你只好想想天下那有什么大不了的。事事未来时都认为是大事，事过了后再回头看，原来都是小事而已。试想，人一生中真正的大事又有多少呢？没几件吧！

一个人生了病，就应立即学习思维转移术，否则，就很可能眼中、心中、话中只有病，如此一来，机体在负面暗示之下，就会恶化病情，加重病情，从而导致病人走向死亡。

生命的潜能是无穷的，每个人只要利用一点点潜能就能将许多严重的疾病击退。关键是许多人却不知道开发自身潜能。

我在这章中说的想开术的方方面面，就是一种十分优秀的开始自身潜能的方法，我用这种自然疗法帮助了许多人走出了病境，走出了人生困境。

看开，就是换天空，换心境，换思维内容。看开，就是清除负向的一点思维，换上正向的阳光思维。如果一个人能真正看开，能往事后想，又有什么小病不能大大改善呢？又有什么心病治不好呢？！

看得开，是福！是寿！是健康！是幸福！

看不开，是地狱，是短命，是痛苦，是死亡！

看得开是一种修养。

一个人要想真正看得开，还得修养浩然之气。

气，包括七情中的喜、怒气，六淫中的风、寒、湿、火等气。民谚云："气大伤身。"古今中外因动大气而得病身亡的例子很多。

《三国演义》中的周瑜就是被气得吐血而亡。现代英国著名化学家亨特，也是在一次医学会上被人顶撞，大动肝火，生气导致心脏病发作,当场一命呜呼。

气大不但可以使人生病、死亡,生大气还可使人铤而走险、杀人犯罪。气是"疾病之源""万恶之源",这是千真万确的。

俗话说:"人逢喜事精神爽。"当人兴奋时可分泌出一种有益的激素、酶和乙酰胆碱,这些物质有利于身心健康,能把血液流量、神经细胞的兴奋调节到最佳状态;反之则内脏器官失调发生疾病,引起高血压,造成冠状动脉闭塞,还特别容易使心脏病复发,甚至猝死。

由此可见,一个人只要时时注意,不受七情六欲的干扰,时时保持心胸宽广、心平气和,就能达到延年益寿之目的。

有诗曰:"酒是灌肠的毒药,色是刮骨的钢刀,财是下山的猛虎,气是惹祸的根苗,看来四字无用,不如一笔勾销。但是无酒不成礼仪,无色路断人稀,无财不成世界,无气反被人欺,确实四字有用,望君量体裁衣。"

大量资料表明,现在科学发达进步,人们关注保健,人活百岁不稀奇。但已知的百岁老人中,几乎没有达官、显贵、大亨巨富。百岁者只图享受平平淡淡的日子,没有奢求,总是顺其自然,过着极普通人的生活。这些人悟出一条养生养德的真谛:贵在不贪,不贪是福寿自高。

4. 跟更不幸的人比一比,不犯胸绞痛

通则不痛,痛则不通。不通就是气血受阻,就是某处正处于静止状态,就不运动了,不通畅了,病就生成了。

我这里讲让思维动起来的另一个技术——往下比想。

所谓往下比就是不比高不可攀的对象,而去拿那些不如你的对象

或产品或成绩进行比较，那样一来，我们的心情就会好受很多，我们的尊严和面子就会捞回很多，我们就会更显得有价值和意义。

往下比，这应该容易理解，常言道，比上不足，比下有余。比上你比不了，你有十万元，人家有百万、千万、亿万元，你若比，你就会自卑，就会生病。因此，你要想不生病，就得向下比，那样，你那10万元对于一万元者和欠10万元的人来说，你就好受多了，心情一好，百病不生。

有一个妇人，她胸腔内最近总是绞痛得很厉害，去医院就诊后，医生按她的症状，推测她得了胆结石，但是照片上却并没有发现胆上有任何结石。医生就说先吃点药观察几天，叫妇人过一个星期后再来复查。

可吃了药也不管事，复查后也没有结石，但就是痛，一天痛一阵，痛得很厉害。

一天，我听到了老人的痛苦声，于是下楼去问老人要不要送医院，妇人说都看过医生了，不必进医院。

我就觉得奇怪，便问了她的一些情况，她都作了回答，都不是发病之因。后来我又问她最近一直在想什么重要的事？

她说：她儿子在广东打工帮人开车，前些天在电视里看了一个广东小伙子出了车祸，脑袋都压碎了，死得可惨啦！我好担心儿子会出车祸，因为儿子的脾气也是急性子。

我知道初步原因，便说道：你打个电话告诉儿子注意点就行了，出车祸死人的概率是很小的。你不必太担忧。

她突地哭道：昨天他姐打电话来说果然出车祸了，撞了一个老头，赔了人家二万多，还是他姐出的钱。唉，我儿子怎么这么倒霉呀！

我已知道了大概原因，就劝道：您想开点，破财消灾。您想想，您的儿子毫发无损，他命大呀，比起您在电视里出车祸头都压没了的小伙子可幸运多了，人家是人车两空。您儿子人没事，车也没事，只是赔了点钱而已，他会吃一堑长一智的，放心，放心……

我这么一说，妇人就开心多了。

我接连又开导了她两次，我都是给她讲往下比的故事。

一连几天她再没叫疼痛了，一个月之内也没再出现疼痛。我知道是我的往下想技术发挥了作用。

有时用一下下比术，也是一种让我们找回自我尊严和价值的实用方法。

世界是不公平的，也是不可能公平的。天外有天，人上有人，你若朝上比，就算现在气死也都迟了，尤其是生了病的人，心情更不好，更不能往上比。

有人说，这是消极立世的方法，是不可取的。你错了，这世上并不是人人都能成功的，人人都能健康的，对于强者对于健康者来说，这是消极了点，但对于绝大多数作出努力仍然无可奈何的人来说，是唯一的有效办法。

因为，我最理解——无奈的人，也是需要智慧救助的。

往下比，就能快速找回你的自信。

林斌早年当过兵，后因成绩优良和处事机智而被选入特工队，在一次追捕全国通缉犯中被罪犯打来的子弹击中险些送命。大裁军那年退伍回家，凭着退伍得到的40多万元钱和早年存下的30多万元，年纪轻轻就拥有了近百万的财富。为了一夜暴富，他把所有的钱都投入到当时那个城市最热门的行业：开挖煤矿。然而好景不长，由于管理不善，矿井倒塌，死了人，法院冻结并拍卖了他所有的财产。为了此事，他到煤矿去，又被几十个人围攻，被打得头破血流，左手还被人用刀剁了一刀，送到北京某医院才保住性命。后来他去给人开车，在一次去云南的路上车翻了，又差点送了命。再后来，在他最贫穷的时候，结了婚，妻子在刚生下女儿不久，却又患上了癌症。为了治病，他们又变卖了所有值钱的家当,还借了十多万元钱。现在家里老婆等着钱治病,孩子等着钱上学,他本人又身陷困境,可即便这样,他整天还是嘻嘻哈哈的。问他原因,他说:

"没办法,这也是我练出来的。每次当我受到挫折的时候,我就会想,没关系,不要怕,要想到还有那么多不如你的人,比你更惨的人都还在艰难地生活,虽然艰难,但却都是在好好地生活。他们都不怕,你怕什么。就这样,我在比上不足,比下有余的想法中迅速调整自己的心态,从而使我一次次地渡过难关。"

是啊,当你遇到困难险阻的时候,往下比,往下看,想想那些比我们还惨得多的人们,他们又是在怎样的生活。从而调整好你的心态,激发你的潜在力量,找回自信。

记住,有病并不可怕,挫折并不可怕,失败不要气馁,当你的人生旅途暗淡,单边下滑时,往下比,迅速达到你的人生低谷,将心态调整到最佳位置,为自己重拾升势打下良好的基础。

5. 笑一笑,肿瘤绕着走

《黄帝内经》一书说:"喜则气和志达,营卫通利。"故民间常有"笑一笑,十年少"的谚语。

美国洛马林达大学神经免疫中心副主任李·伯克博士,近日公布的研究成果显示,快乐与健康之间的联系比我们想象的更密切。伯克主要研究心情对大脑和免疫系统的作用。他在大笑前、大笑时、大笑后和笑后第二天4个阶段,分别从研究对象体内,提取细胞样本和影响神经系统的化学物质的样本。结果发现,大笑增加了活性T淋巴,以及具有助长或抑制作用的T细胞的数量。

T细胞又叫快乐细胞,它有助于防止感染。一些快乐细胞的分裂和分泌方式可以调解或促进免疫反应，另一些则对维持免疫耐受至关重要。

试验还发现，大笑增加了一种叫作自然杀伤细胞的免疫细胞的数量。这种细胞能对付受病毒感染的细胞和癌细胞。此外，大笑后人体内压力激素的含量大大减少。

伯克认为，大笑有这样的效力，是因为大脑、激素、神经系统和免疫系统相互关联。他说："大笑能产生对免疫系统有益的各种东西。每个免疫细胞都有一个受体。当细胞中注入了诸如内啡肽或成长激素这样的物质，细胞活动就会增加。相反，细胞活动就会减少。"

大笑减轻疼痛的效力是研究人员探索的另一领域。加利福尼亚大学的研究人员玛格丽特·施图贝尔和朗尼·采尔策创办了一个叫作"大笑处方"的非营利性慈善机构，研究并实践用笑来改善病情。目前他们正在研究大笑对于7岁至18岁患有致命疾病的病人的疼痛感有何影响。

采尔策说："大笑会使人的情绪和压力激素发生变化，与疼痛控制系统有关的血清素含量也会受到影响。这意味着长期大笑可能对大大改善慢性疼痛有效果，能够加强免疫反应性，并有助于缓解抑郁症、改善睡眠及缓解焦虑症。"

专家指出人每天大笑一分钟可使全身细胞完全放松47分钟，开心的欢笑是改善和预防一切疾病的最佳良药。一些患绝症的人由于调整心态，乐观应世，结果绝症自行康复了，这就证实了一句话："药补不如食补，食补不如神补"，人只有精神放松了，疾病才会远离你。

快乐大笑可以增强人体免疫力，预防多种疾病的发生。不仅如此，快乐大笑还是免费的防癌抗癌良方。

北京癌症协会曾做过一个统计，发现在1000多个抗癌明星中，长期生存的经验基本来自两条：第一是乐观，心态稳定，对未来充满信心，不害怕；第二是家里人的关心和支持。他们靠着健康的心态，战胜了病魔，可见积极思维对人的影响有多大。

有一个法国女孩，26岁，得了子宫癌，卵巢发生转移，做了手术切除，不久另一个卵巢也转移了，又做了切除手术，后来转移到结肠，肠子又给切除了，开始做化疗，化疗下来头发彻底掉光了。结果这转移开一刀，那转移开一刀，3年里开了12次刀。

医生说，你每次手术都打麻药，对身体不好，以后少打麻药，于是她就坚持不打麻药。不打麻药可疼极了，3年下来，在医院里，除了痛苦没有别的。

这时，她想到了死，上吊、跳楼，该怎么死呢？有一个朋友来看她，就开导她说，你生活里就没有让你高兴的事吗？

这样一说，提醒了女孩，高兴的事？

"三年前，在海边滑水给我留下了很深的印象。阳光明媚，海风和畅，海鸥不断地在水上飞来飞去，人和大海、自然融合在一起，那个下午是我一生中最愉快的一个下午。与其坐着等死，我还不如去海边再滑滑水呢。"

于是她来到海边，可下水一滑就倒下去了，得病3年，身体太虚弱了。女孩对自己说，我一定要站起来。于是她就让自己多吃东西，开始锻炼，两个半月，能走路了，再过了两个月，能滑水了，她就每天都跑到海边去滑水。在海边还遇到了一个小伙子，长得挺好，不久两人就成了恋人。

他们一起在海边练了两年。这期间医院不断寄来通知书，告诉她该做复查了，女孩不理这些，她想我去了不是开刀就是化疗，我永远不进医院了。后来她的恋人劝她说，这么长时间了，你还是回去看一看吧。到医院一检查，医生们都说，不得了，奇迹，一切化验指标都正常，你的身体从来没有像现在这样好过！

女孩又回到海边训练滑水，两年后，她参加了世界女子滑板锦标赛，获得了冠军。当她站在世界冠军的领奖台上，抱着金杯的时候，神采飞扬，容光焕发。很少有人知道，她曾是一个晚期癌症患者，经历过6次化疗，12次手术啊。

还有一则故事。美国自行车运动员阿姆斯特朗，是一个睾丸癌晚期病人，医生说他存活的概率小于1%，但他很有信心，一定积极配合。结果睾丸切除，接受放疗化疗后，依然坚持锻炼，最后获得了7次环法自行车赛冠军。

喜悦是世间最好的药。七情之中，只有"喜则气缓"，使气脉缓和，平时我们之所以感觉身上紧紧的，好像被什么东西捆住一样，不轻松，胸口也感觉闷闷的，为什么？心结太多，直接影响气脉，使之紧张不放松，身体感觉沉重。喜就是喜悦、祥和，古人造"藥"字，上面草字头，底下一个"乐"，就是认为喜乐可以愈病，是世间最好的药。喜乐的来源是什么？古人说："助人最乐"，帮助他人所得到的喜悦是最为珍贵的，这种从心里面爆发的喜悦是所有情绪里面最良性的信息。它所构成的气脉波动是最为有益的，这在防癌中可算是功臣之一。

在印度首都新德里的一个公园内，听见一阵朗朗笑声，只见十几个身穿白衬衣的中年男子，在草坪上围坐一圈而仰天大笑。原来，这些人是"笑一笑俱乐部"的成员，他们每天清晨5时半到这里聚会，用笑声开始新的一天。每当东方破晓之时，他们便在老师的带领下，伸展双臂，把手高高举过头顶，然后开始微笑；稍后，则从微笑转为"咯咯"的笑；5分钟之后，双手放下，自然垂立身体两侧，手指微曲，开始低声暗笑；几分钟过后，又仰天放声大笑。整个过程约为一个小时。

据说，"笑一笑俱乐部"风靡印度全国，感染了全世界。印度有句谚语："你对生活笑，生活也对你笑；你整天哭丧着脸，生活也对你哭丧着脸。"故而印度人大多爱笑。而"笑一笑俱乐部"的创始人、印度医生卡特利亚经过大量研究之后发现：只要是笑，大脑就会发出指令，让身体分泌"快乐"的化学元素。所以他经常对学员说，你只要笑，不要问为什么笑。笑过之后，你就会身心健康，活力四射。据闻，近几年全球有5000多家"笑一笑俱乐部"相继成立。

西方也有句谚语："一个小丑进城，胜过一打医生"。科学证明，笑能使人的肺部扩张，胸部肌肉得到舒展，人在笑声中如同做了深呼吸运动，并清除了呼吸道的废物；笑能使消化液的分泌增加，消化道的活动增强，促进食欲；笑还能使思想放松，心情舒畅，有助于睡眠。西方科学家经过研究后认为，笑能促进内脏器官活动，调节内分泌系统，提高机体的抗病能力和缓解病痛，还可以增强人体的免疫功能，从而减少疾病的发生。

美国哈佛大学的哈勃特博士和查尔斯博士曾对"笑"作出如下的定义：笑是一种缓解紧张，进入一种美妙状态的客观实在。真心地微笑，无论是对于笑者还是对于他人都会收到一种奇妙的效果：人的心理得到充分放松，人体整个神经系统可从紧张状态下解放出来，人在这种状态下是最幸福甜美的。当然，只有发自内心的、真诚的微笑才能有利于健康，如果强颜欢笑而内心苦楚，依旧没有效果。

无独有偶，法国一位名叫亨利·理班斯坦的医学博士也说："笑，是一种类似于原地跑步的锻炼方式，它可以使肌肉强壮，加强心律，加快脉搏，扩张支气管，加速肺部换气。不仅等于给内脏按摩，而且也等于给小腹和胸大肌推拿，由于吸收了更多的氧，因而也净化了血液。另外，笑能提高工作效率，驱除劳动的疲劳，对神经过敏或容易暴躁发怒的人来说，是一剂良药。"人在笑的时候，脑子里会产生对健康有益的激素——内啡肽，而内啡肽可使人产生愉悦感，还有镇痛作用。根据笑的生理效应，这位亨利博士发出忠告说："为了你的健康，不应当放弃任何开怀大笑。"

因此，科学家认为，鼓励人们尽可能地发挥人生的光明面，用行善、助人、欢乐、爱护与情感来充实生活，以积极的态度来对等人生，乃为有助于健康、并消除"愁眉打百结"和减少疾病的有效之举。一个情绪开朗的人，应是嘴边常挂三分笑的乐者，尽管生活中不免有烦恼和挫折，但却能有效地调控自己的情绪。

无论是生气时的自我安慰，还是吉言行善，以及大笑养生，这些都是让自己没有心结，或将自己的已有的气结打开。因为这样，身体神经肌肉会放松，气血流行会通畅，肿瘤会绕行。

6. 朝前看，某些生理疾病不用愁

前，是前方，是未来，是希望，是未之事。往前想是说一切都应朝前看。

我们生病主要是因为执，因为吃相同的食物不变换花样，生活在相同的空间不变换花样，说着相同的话语不变换花样，重复着想同的思考不变花样，等等，因为不变，因为执于一点，执偏一死角，便打破了生命的平衡，包括肌体收支平衡，精神平衡等，于是便生出诸多疾病来了。

本书中强调一个字——动。动就不死，动就不阴暗，动就是阳光，动就是寻找新的平衡，动就是健康。身子不动就僵死，许多有颈椎病的人都是因为长期坐在电脑前不动，不动则僵，是故生病。

前面讲了思维动的诸多方面，往后动，往乐动，往宽处动等六个方面，此处重讲一讲思维如何往前动。要知道，往前想，也能治愈许多生理疾病。

人到中年，上有老下有小，事业不顺利，男人压力就大。

我有一个朋友，37岁了，身体一向健康，在一家大公司当部门经理，有一个漂亮的老婆，有一个聪明的孩子，在北京的小日子过得有滋有味。

我有两个月没跟他联系了,他也没跟我联系,前天在一个朋友家聚会相遇,他把我拉到楼顶阳台上脸色红红地小声对我说:我不行了。

我反问道:你咋不行了,被老板炒鱿鱼了,玩股票亏了?

他不好意思地小声说:我下面不行了。

我才道他阳痿了。我道:这有什么大不了,调整一下不就行了。

他叫我坐下后郑重其事地对我说:两个月了,我看了医生,还有心理医生,做了全面检查,也没查出个什么原因来。药,吃了半脸盆了,我老婆也帮我在四处打听良方,报纸上有电话,她就悄悄咨询,中医西医,名堂搞尽了,都不见好转,你看这咋办?

我也感觉问题是有点严重,想了一下道:你不知道究竟是什么原因造成的?

他说:不知道,反正有两个月了,硬是不中了。

我又问:两个月前,工作压力大不大?

他说:非常大,因为公司比武,全国八大区业绩大比拼,我作为部门经理若出不了业绩,很有可能被革职走人。现在还在比呢,还有半个月就有结果了。

我又问了他老婆的一些事。他老婆开了个发廊生意特别好,而且进进出出按摩的男人越来越多。虽然他老婆是老板,不管具体业务,但他也怕他那漂亮的老婆被别的男人勾引走。

我知道他为什么阳痿了。我给他提了三条建议:

一是换一份工作,以你现在的工作能力,做一个普通职员是很轻松的。放弃如今压力特别大的工作。

二是再等等,你业务那么强,还有半个月就出结果了,你一定不会是最后一名,还有可能升职加薪呢!

三是每天晚上不再强行上阵了,过半个月再说。

他比较相信我,想了想后说道:那就再等等看吧。

半个月后,他激动地打电话给我,他升职了。第二天他又打电话给我说他生理正常了。

我知道他是压力造成的阶段性阳痿。这个压力是谁给的?

当然是他自己的负向思维造成的。我知道,对他这种病,只要朝前看就成,时间和事情的发展会变所有的恐惧与疾病的。

佛陀带了一群弟子经过一条小溪,小溪里流的全是浑水,佛陀就在山下树村子里休息,他叫一和尚回到小溪中取些水来解渴。

小和尚说:刚才我们都看到了,那水太浑浊,没法喝。佛陀说:去吧!小和尚就去了。

当小和尚回到刚才走过的浑浊水沟时,发现水此时已干干净净了。他奇怪地舀了一钵清水回到佛陀身边便问道:你怎么知道水已清了?

佛陀笑道:此一时,彼一时呀,你抬头看看那遮住太阳的乌云,看看乌云能遮多久。

人生的不利就如这天上的乌云,它不可能永远遮住阳光。老子也说过暴雨不可能下一整天,狂风不可能刮一整个晚上。一切都是运动的,一切都是变化的,我们不必过分地为此时担忧为此时而恐惧。

所以说,往前想,是许多智者都在使用的妙法,它可以治愈身体的许多疾病,也可以解决人生奋斗中的话多困难。

要记住:别执于现在,一切都应朝前看,朝未来想,让我们迅速远离此地苦难,让我们的思维动起来!

7. 与人为善，大肚子病不用愁

在中医里，"仁者寿"是一个很重要的观点，这个观点最早由孔子提出来的。仁在怡情、养性、修德，有仁义之心的人，才会更加理解平衡，才会真正活在平衡之中，才会更加健康长寿。

说得更直白一点，就是有德的好人多长寿，缺德的恶人多短命。西方医学就曾做过善恶报应的深入调查，美国密西根大学调查研究中心曾对2700人进行跟踪调查，发现助人为乐、与他人相处融洽的人，寿命显著延长；而心怀恶意、损人利己、与他人处处闹矛盾的人，死亡率比正常人高1.5倍。

为什么会这样呢？

因为社会的主流是讲究伦理道德的，每个人的内心深处也是知道什么是正义的，什么是邪恶的。正因为如此，那些做坏事的人，会在精神上产生罪恶感，会觉得担忧和不安，因为不安，自然会引起体内激素分泌紊乱，生出多种疾病，损害健康。中医讲究身心合一，药王孙思邈说过——德行不克，纵服玉液金丹，未能正寿。皇帝多短命，医生多长寿，就是这个原因。

中外大师对思维与健康长寿也有独特的见解。他们认为人的思维与健康之间的关系，也和环境一样，一个人的健康状况就是此人内心世界思维的明确表现。带有病态的思维，通过自身肉体的病态形式表现出来。非常可怕的是，这种表现速度之快，有时候就类似一颗子弹打死一个人那样快！那些抱着对疾病的恐惧活着的人，事实上正是怀抱着疾病的人。将各种各样的不安稳情绪混杂在肉体里面的人，对于疾病是毫无防备能力的。

肮脏的思维，即便就是不赴之以行动，也会把人的精神系统搞得粉碎。而强有力的清新的思维，会创造出充满活力的躯体！反复循环在人体大脑中的思维，无论她是正确的也好，还是错误的也罢，人的身体都会在不断的调节肉体，去表现内心思维状况。美丽的心灵，会把美丽的人生和躯体创造出来！而肮脏的思维，则是创造出那肮脏的人生和躯体。无论怎样去调整饮食，如果不去改进自身的思维的人，基本上看不到那些本来应该是有益健康的饮食效果！

美好的思维，创造出美好的习惯。不时刻清洗自身内心的"圣人"，那样的人不能称之为"圣人"。时刻强化自身的内心思维，净化自己的心灵的人，伴随着每一时刻的不懈努力，这样的人与疾病无缘！

每一天抱着对世界上的所有生命体巨大同情心的人，她的人生会是安乐的！

中国民间有许多关于养德的格言、谚语：如"养身必须养德"；"大德必得其寿"；"忧伤损寿，豁达延年"；"自心有病自心知，身病还将心药医"等，说明涵养德行，是养生长寿的重要举措之一。

我国东晋时代著名的养生学家葛洪曾说过："若德行不修，但多方术，皆不得长生也。"唐代的药王孙思邈也曾说："行德不克，纵服玉液金丹，未能长寿。"

由此说明了这样一个道理：一个人若不重视道德的修养，追逐名利的精神枷锁不除，脑子就不会安宁，整天就会胡思乱想，患得患失，遇事以自己为圆心，斤斤计较个人得失，唯恐别人会算计自己，因而时常使自己陷入紧张不安、惶惶不可终日的情态之中。在这种不良情绪支配下，体内各系统的功能活动易出现失调，从而极易引起疾病的发生。

为什么损人利己、缺乏道德修养的人会损害自身的健康呢？

除上面所说的以外，还有一个原因就是：缺乏道德修养的人，总是心神不宁，多疑猜忌，很容易与周围的人发生矛盾冲突，且难以摆脱这种心理上的困扰，引起负面的心理反应，身心健康必然受到损害。

一个德高的人，雅量客人，天青日白，冷静处人，理智处事，身放闲处，心在静中，气机舒畅，纯心做人，能享受生活之乐，是和谐人生、健康人生。

健康与长寿，可谓人生最宝贵的东西。长寿是人生的第一权利，健康是人生的第一财富；长寿是人生最大需要，健康是人生最大的享受。总之，厚德载物，是做人之美德，人生和谐，是长寿之经纶。

有一个老太太，领着一个又愚又笨的孙子，和一个极其聪明的孙媳妇，三口人过日子。这个媳妇，二十余岁，因为厌恶她的丈夫无能，得了大肚子病，已经半年了，怎么医也治不好，只有在家等死。

有个远近闻名的老善人，听说这件事，就去她家给她看病。他了解了事情的始末后问她：你是愿意活，还是愿意死呢？

病人说：人都求生不得，哪有愿意死的呢？不过我病太重了，恐怕不能活啦！

老善人说：你若是信我的话，准能有命，若是不信，再三、四天就要死了，你看你肚子胀得半人高了，你到底是愿意哪一项？

病人说：我真正信你老人家，你怎么说，我就怎做。

老善人说：你要是翻出良心来，病就会好。

病人说：怎样翻得出良心？

老善人说：你是年轻人，卧床不起，已经半年了，你奶奶偌大的年纪，天天不眠不休地给你煎汤熬药，接尿送屎，你不但不知感恩，反而急头摆脑地生气，哪能不生灾生病呢？我看你大概自从结婚那天，就嫌家穷，又讨厌丈夫愚笨，天天不乐，心里烦闷。这种怨恨，还说不出口，日久天长，才发生这种病。你违背了天理、丧尽了良心。你若是真要改善病情，我告诉你一个方法。你只要照法实行，病就可好。第一，你奶奶再服侍你的时候，你要从心里感恩，还要说我有罪了，累了奶奶的心，真亏孝道啊！每次服侍你，都要这样说。第二，有空时，你要向奶奶追问，你爷爷怎样结婚，其时奶奶是几岁，什么时候生你的公公？你公公几岁娶你婆婆？你的公和婆在什么时候死？死的当时，你的丈夫是多大？你奶奶怎样把你丈夫养大？你丈夫娶你时，你奶奶怎样设法办喜事？有空就问，你这样常问，才会知道，你奶奶一生的千辛万苦。不用想你自己的病，问来问去，能把你的私心消灭，良心就翻出来了。只要能诚心诚意，照着我的话去做病就会好。不用想别的法子，也不用请医师或吃药。

病人说：我已经是死定的人了，幸得你老指示我此条明路，我再不照这样做，就誓不为人了。

老善人走后，她真照他的话行了，三天后已能坐起病床，七天后就能下床步行，十天后就已经能拜访亲友了。

仁者寿，即德者寿，养生术语。谓道德崇高者可以长寿。出《礼记·中庸》引孔子："故大德……必得其寿。"

仁者首先是他的意识是善的，他向外散发的能量也是善的，世间万物皆有情感，当你向外界传播善的意识的时候，世界也会向你回馈善的意识并叠加到你的意识中，使你的意识更加善，善是宇宙的精神，一切善的思想在宇宙间畅行。"人有善愿，天必从之"。一个仁者，意识中充满了善，他的能量是纯净的，所以即便年事已高，仍然会非常健康。仁者寿，就是这个道理。

8. 保持清净心，气出来的糖尿病不用愁

古人养生学的许多著作告诉我们，清静是养生的核心，长寿的根本。古代许多养生学家，都不约而同地提出了清静养生法。

下面看看清净心可以调理好"气"出来的糖尿病。

田大妈真是不幸，为儿子张罗完婚事，就带起了孙子，孙子还没有带大，就又为了房子的事情与儿媳妇闹起了矛盾。哎！人啊人，有

多少清净日子好过呐！这不，吃饭时儿媳妇又想撂脸子，田大妈就赶紧领着两岁的孙子出了大门。田大妈感到口干舌燥的，又不想回家喝水，免得看到儿媳妇的脸色，就想到邻居家讨杯水喝。刚到邻居门口，田大妈忽然感到一阵心悸，浑身出虚汗，连举手敲门的劲儿都没有了，一阵眩晕跌倒在地上。孙子的哭声引来了邻居和家人，急忙将田大妈送到医院。经过检查，田大妈晕倒的原因是糖尿病引起的低血糖反应。

医生说田大妈得的是糖尿病，全家人都很吃惊，平时好好的一个人怎么就得糖尿病了呢？医生告诉他们，有一部分患者病情轻、症状不明显，叫隐性糖尿病又称为亚临床糖尿病或糖尿病缓解期，平时不表现糖代谢异常，故没有自觉症状。有的患者空腹血糖正常，但饭后有高血糖及糖尿，糖代谢紊乱不严重，也就没有表现出临床症状。好好的一个人突然表现为糖尿病也没什么奇怪的。

目前知道的糖尿病最主要的三大致病外因是肥胖、活动少和精神高度紧张。近年来，科学研究发现，不良情绪也是糖尿病的一个重要诱发致病因素。也就是说，生气也能"气"出糖尿病来。生气为何导致糖尿病的出现？据专家介绍说，糖尿病的发病病理在于体内胰岛素的分泌不足或相对不足。胰岛素分泌的多少除了受有关内分泌激素和血糖等因素调节外，还直接受自主神经功能影响。当人处于紧张、焦虑、恐惧或受惊吓等情绪时，交感神经兴奋，会直接抑制胰岛素分泌，同时交感神经还会促使肾上腺素分泌增加，也间接地抑制了胰岛素分泌。如果这种不良情绪长期存在，使胰岛素分泌不足的倾向被最终固定，进而导致糖尿病。

医生说，并不是说所有人都会因不良情绪诱发糖尿病，不良情绪因素对胰岛素分泌的影响，对中老年人更为明显，再者，也不是一般的不良情绪就能导致糖尿病，只有这种情绪反复刺激、持久作用于机体时，才有可能诱发糖尿病。关键就是不要生气，生气伤身，这是众所皆知的。所以糖尿病患者一定要少生气，保持乐观的心态，这样对病情也是有帮助。作为晚辈，应该尽量避免让老人生气，以免把老人"气"出病来。最佳的方法就对自我进行静心训练，可以打坐，可以练静坐瑜伽，可以冥想。老人按医生的建议自我调理了一个月，糖尿病就改善了很多。

战国时期哲学家，享年83岁的庄子，是清静养生学的代表人物。他提山"清静为天下正"，而后又在《庄子·刻意》中进一步阐明了这一观点，指出"清静"就是"平易恬淡""纯粹而不杂"。庄子把养生分为养形与养神两方面，而要做到"形神不亏"，关键就在于清静。

三国时文学家嵇康在《养生论》一书中也这样写道："清虚静泰，少私寡欲。旷然无忧患，寂然无思虑……"他同样认为养生的根本就在于"清虚静泰""无忧患""无思虑"。

崇尚老子之学的西汉淮南王刘安在《淮南子》一书中进一步阐述了老子"虚静恬愉"的养生观。他认为只要能"使耳目玄达而无诱慕，意志虚静恬愉而省嗜欲"就必然赢得高寿。

总之，古代养生名家无不认为唯清静可以养生，唯清静可以延年益寿。

具体说来，古代人所说的清静又包括两个方面，一是指所处环境的幽僻雅静，二是指心理状态的宁静恬淡。

"结庐在人境，而无车马喧……，采菊东篱下，悠然见南山。"这是晋代涛人陶渊明对远离尘嚣、恬静安谧的生活环境和精神境界的描述。东晋时的女诗人谢道韫也认为只要能离开杂乱喧嚣的环境，生活在"秀极冲青天""寂寞幽以玄"的山水之间，就可以"尽天年"。

寻求宁静的环境，其实也就是为了避免心理遭受外界的种种刺激。今天，在工业发达国家，喧闹的汽车、嘈杂的人声、摩天大楼的阴影以及犹如潮涌似的信息，使人的心理终日处于紧张状态之中，失去了应有的宁静，致使身心疲劳成疾。由此也足以证明古人清静养生法是很有道理的。

然而古人清静养生法的核心不光是指外在环境，更重要的，是指内在的心理态势，即内心虚静恬淡，这才是真正的清静。

如何求得心理的泰然自若、虚静闲适呢？《淮南子·精神训》提出了三个字：省嗜欲。对此，刘安从医理上作了深入的阐发，他说："气血者，人之华也，而五脏者，人之精也。夫血气能专于五脏而不外越，则胸腹充而嗜欲省矣。胸腹充而嗜欲省，则耳目清，听视达矣。"指出只有"省嗜欲"才能使气血专一灌注五脏，才能使人耳聪目明、健康无病。反之，"耳目淫于声色之乐，则五脏摇动不定矣；五脏摇动不定，则气血滔荡不休矣。"

所以，"嗜欲省，使人之气越；而好憎者，使人之心劳。"一个人若嗜欲无穷，其心理就会始终处于焦灼不安之中，于是"志气日耗"，气血耗竭，寿命必然夭折。

要求得心理的清静，就必须清心寡欲。

苏东坡任胶西地方官时，说治病和治国一样，也要"贵清静"，否则乱投医、用药，小病也会酿成大病。

苏东坡有一首诗对此也作了专门的陈述："出舆入辇，蹶痿之机；洞房清宫，寒热之媒；皓齿蛾眉，伐性之斧；甘脆肥浓，腐肠之药。"他认为出入依靠车舆，久居清官深室，贪恋女色美食，对健康的危害极大，简直如是"腐肠之药""伐性之斧"一样可怕。

求得心理清静至关重要的一条则是对功名利禄、荣誉地位之类淡然处之，不孜孜以求、不为之奔波劳碌，这样就可以摆脱使人心神不宁的种种人间纠纷。

古人养生，重在清静，这对渴望长寿的当代人，依然是最最重要的。虽然我们今天不可能都像陶渊明那样"结庐在人境，而无车马喧"，找到一处幽僻雅静的生活环境，但是省嗜欲、淡功名、薄利禄，从而求得心理上的宁静闲适，则是每一个人都可以力求做到的。

由于工作和生活节奏的加快，现代人大都有一种"活着太累"的感觉，不少人患有高血压、糖尿病、动脉硬化等。

于是，现代养生学也主张清静养神是对人体的一种"健康充电"，它可以促使能耗减少、血压下降、心动趋缓、肌肉放松，甚至能够达到"忘我入化、天人合一"的超凡境界。

这也成了许多老年人追求的一种养生模式，好像只有"静"才适合于晚年生活，才能延缓衰老的进程。

不少患有慢性疾病的老年朋友，也坚信"静"养是恢复健康的主要手段。于是，他们夜以继日地卧床休息，尽管躺得周身麻木、四肢酸痛，也不愿下床活动，或到户外呼吸新鲜空气。

上了年纪的人大多喜好清静，不是坐在家里读书看报，便是悄悄地和宠物逗趣，清清静静度时光似乎是晚年生活的一种福分。

但事实上，静也要有度！

经常处于"静态"不利于养生健身。慢性病患者的绝对"静"养，反而减缓了新陈代谢的动势，削弱了内脏器官的运转功能，显然不利于康复。

真正的"清静"，首先应该是个人心态上的宁静。

一位高寿老人对此曾有如下的自我感悟：人趋暮境之时，应该做到"想过去，不后悔；看现在，不攀比；望将来，不忧虑"，这样才能实现心态平静、快乐永驻。

此外，"清静"也并不是意味着终日生活在极度安静的环境里，失去了挚爱亲朋的交流、听不到富有生活气息的声音、没有了大自然特有的音响，时间一长就会让人变得情绪急躁、性格孤僻，对周围的一切漠不关心，其结果只能是健康每况愈下，各类疾病缠身。

喧嚣聒噪固然不适于老人的生活和休息，但是，万籁俱寂也无益于晚年的养生和保健。只有动静结合，相得益彰，方是明智之举。

第四章

这样做,怪病就好了

1. 放松身心，能大大改善颈椎病

放松身心，控制心情

每个人身体内都隐藏着巨大的能量，这种能量是中性的，它对不会掌控的人来说是自伤的利器，对会运用的人来说，是健身治病、成就事业的最大功臣。

心理能量如此之巨大，究竟有没有掌握的捷径？有，当然有。那就是思维，那就是看你怎么想。一个人是否健康，事业是否有成，关键就是看他怎么想。

本章中将介绍六种最常见的风靡全球的思维健康术，这些方法强身治病、成就事业虽各有不同，其中虽配合了一些辅助方法，但都离不开思维意识的能量。

需要提醒读者的是，本章介绍的六大方法刚开始时一定要有专业人士指点，不能妄练。

在此，我们开始正式讲治病强身的第一招——放松身心思想。

近些年来，人们发现，无论是东方的气功、瑜伽训练，还是西方的自我催眠、生物反馈、行为疗法等，都是靠自己或借助于仪器、他人通过身体的放松，保持心里清静，以达到自己调节自己身心功能的一种自我锻炼方法，所以，人们把它们统称为身心自我放松术。

医学临床表明，人的身心在有意识放松的时刻，身上会发生许多奇迹般的变化。如注意力容易集中和明显改善，提高脑力劳动的效率，抗疲劳程度增强。

因此，无论是国内还是国外，身心自我放松术都受到了人们的重视。对那些心事很多、忧虑过度，或易兴奋激动而较难自控的人来说，要使全身放松，特别是使大脑保持清静、排除所有杂念是较难做到的。但只要能掌握身心放松术的要领，使身心处于一种彼此松弛、协调的最佳状态，达到身心的放松还是不难的。

有一个叫汪大海的名教授，有一天对我说，他得颈椎病很长时间了，久治不好，问我有没有什么特殊方法。

我说，这没有什么特效药，这种病是一种生活方式病，你若不改变你的生活方式、工作方式，此病就不可能根治。

我首先跟他讲了导致颈椎病的根本原因，以纠正他的错误认识。

人的健康与他的外形姿势有着密切的关系。如长期低头或歪着脑袋者，就可能得此病。因为长期如此，就会导致颈部肌肉紧张僵硬，头部供血不畅，从而出现头痛、失眠、记忆力衰退，还有可能导致气管炎、肺气肿及上肢麻木疼痛和肩周炎等疾病。

我不是吓他，这是事实。要想大大改善这种病，就得有身心放松的想法，再加上纠正行、走、站、立、坐的姿势。

后来、我教了他一套放松疗法，一个月后再见到他时，他说病早就好了！

所谓放松疗法，它就是通过有意识地控制身心的放松，起到治病的作用。放松，由两个部分组成，一是肌体放松，二是意识放松。当然，肌体放松也得先由意识放松开始。

其实，它的原理就是我们古书中所说的"动极者镇之以静"，意思就是说"动"得太过就需要"静"，也就是中医说的"静养"，我们人体在"静养"的状态下，神经紧张度放松，呼吸、心率、血压、体温都会相应降低。这种低代谢的积累反应，是一种非常好的"健康运动"。

任何改善慢性病的疗法，在操作上都是利用放松和入静，使大脑得到抑制和休息，从而恢复失去的免疫力，使疾病自愈。放松疗法也一样，能放松也就能入静。另一方面，慢性病的发作，病变的地方，必然陷入紧张性的收缩状态。以高血压来说，血压偏高，或突然升高（如受七情影响或饮食失调），其脑部血管也将陷入紧张性的收缩状态。

放松疗法将身体分成多个部位，用呼吸和意念逐一放松，解除了病变地方的紧张性收缩，从而缓解病症，如血压升高自然得到缓解以致下降。天天练习，时间久了，血压自然会稳定下来。又由于常练放松，性格得到陶冶，不再容易受七情影响而使血压上升（如发怒之类），若再配合小心饮食和起居，高血压将不再发作，病亦好了。

放松疗法的原理来自对心情的掌控。

一个人的心情反应包含情绪与躯体两部分。假如能改变躯体的反应，情绪也会随着改变。至于躯体的反应，除了受自主神经系统控制的内脏内分泌系统的反应，不易随意操纵和控制外，受随意神经系统控制的随意肌肉反应，则可由人们的意念来操纵。

也就是说，经由人的意识可以把随意肌肉控制下来，再间接地把情绪松弛下来，建立轻松的心情状态。基于这一原理，放松疗法就是通过意识控制使肌肉放松，同时间接地松弛紧张情绪，从而达到心理轻松的状态，有利于晚上身心健康。

人不能放松是由于太紧张。现在都市文明病主要造成人的紧张，而紧张却是人健康的第一天敌。

因为紧张导致肌肉紧张，导致气血不畅，导致生理失去平衡，从而生出多种疾病。可以说，如今90%的疾病都是由于紧张造成的。因此，你不学会作放松想的技巧，不理解放松的本质和目的，有可能会随时疾病缠身的。

现代社会的快节奏和高压力，使人们经常要受到各种生活事件的压力和刺激，如工作的紧张、人际关系的紧张、经济拮据、婚姻危机、患病、亲人病故……

这一切的压力和刺激，心理学家们称之为应激。应激所引起的人体反应是多方面的，不但能引起生理反应，而且也能引起心理反应。

前者主要包括两个方面，一是肾上腺能反应，表现为交感神经活动加强，肾上腺髓质释放儿茶酚胺增加，而致血压升高，心率增快、呼吸加速、肌张力增高等；另一为垂体-肾上腺皮质反应，促使肾上腺皮质激素（ACTH）大量分泌，ACTH等肾上腺素皮质的分泌活动可以起直接效应，主要促进糖皮质激素的分泌增加，从而引起一系列反应如抑制炎症反应、对抗过敏反应、血糖升高等。

心理反应在性质上可分为两类：一类是有利于应激行为的；另一类是干扰应激能力的，例如过度的焦虑、情绪激动等，由此引起认知和自我评价的障碍。

放松训练具有良好的抗应激效果。在进入放松状态时，交感神经活动功能降低，表现为全身骨骼肌张力下降即肌肉放松呼吸频率和心率减慢，血压下降，并有四肢温暖，头脑清醒，心情轻松愉快，全身舒适的感觉。同时加强了副交感神经系统的活动功能，促进合成代谢及有关激素的分泌。经过放松训练，通过神经、内分泌及自主神经系统功能的调节，可影响机体各方面的功能，从而达到增进身心健康和防病治病的目的。

放松疗法常与系统脱敏疗法结合使用，同时也可单独使用，可用于大大改善各种焦虑性神经症、恐怖症，且对各系统的身心疾病都有较好的疗效。

近年来放松训练发展到五大类型：一类是渐进性肌肉放松，二类是自然训练，三类是自我催眠，四类是静默或观想，五类是生物反馈辅助下的放松。

放松疗法可以治疗后天产生的高血压。

现代人患高血压比比皆是，在我接触过的学员之中，有的二十几岁已患高血压了。

从中医观点来说，有高血压的人多肝火盛，脾气暴躁。中药对改善高血压有一定作用，也有副作用。若以西医改善而吃血压药，不但要终生服药,才可控制血压,它的副作用更是后患无穷,会引致痛风,然后是糖尿病、肾炎及其他并发症!高血压控制不好,更会引致心血管疾病的发作如中风、血管爆破等危及生命的疾病!

放松能大大改善高血压且没有副作用,功效快速而又不花分文。若说练习大大改善了高血压,因生活上、情绪上如紧张发怒等,而使血压又上升,最多是终生练习而已,决不用花钱,也没有副作用。

有些慢性病练放松大大改善之后就不用再练也不会复发,如我有个朋友因骨裂、打石膏后变成后遗症而常酸痛,练习数月后痊愈,十几年来再未痛过。

再如我二十多年前曾因严重胃病日夜痛楚,腰背也痛,有多次黑便史,饱受折磨,练放松年余而大大改善,有时却因吃喝多了有损胃的食物如苦瓜、酸辣等,我又不能放弃喝奶茶,有时一天两三杯而胃病复发,再练放松便没事,但复发时已比从前轻微七八成,只是微有不适而已。

我本人教授放松疗法十几年,学员中有高血压的为数不少,有的单纯高血压,有的伴有另一种或多种疾病。

利用放松意念疗法高血压,一般三五天就会开始见效,一星期后血压药应可减半,一月后可完全戒除血压药。练时可坐可躺。若躺床练习,宜用两个软枕,使身体成斜坡形;若仍感头部有不适,或血压无明显下降,宜改为坐着练,或练时加想涌泉穴。

曾有一病例,患者为40岁男子,体胖,有高血压多年,伴有偏头痛每星期三次以上,发作时头痛欲裂、睡眠窒息症睡着声如行雷,使枕边人不能入睡。教以放松疗法。患者每日练习一小时半,数日后血压稳定并下降。于是叫他开始减吃血压药。

两星期后他晚上睡着再没有发出嘈吵声音,伴侣亦安然入睡。同时,他的偏头痛虽仍有发作,却也大为减轻;因此,他的脾气也变好,不再经常骂人了。两月后患者已戒血压药,血压下降至正常水平且保持稳定，偏头痛已不再发作了。

思维放松训练的要点

放松训练的初级阶段常常通过静躺、观想和静站三种形式进行。思维先得讲姿势，人的体姿正确与否不但影响人的仪表和风度，而且还直接关系身子能否放松，心态能否平静，气血能否通畅等问题。人的静站和观想训练应遵循一条原则，抓好三处重点。

一条原则是：不离不倚，中正安舒，松而不泄，紧而不僵。

不偏不倚，是指身躯和脊椎骨不要前俯后仰、左歪右斜。而要保持前后左右的中正和平衡。中正安舒，是指身躯的椎骨要自然正直，外示安详潇洒大方，内感舒适气血通畅。松而不泄，是指肢体和脏腑既要放松，又不能因松过了头而偏于泄气，丢了精神。紧而不僵，是要求外形挺直，有精神，但不能精神过头而陷入僵硬和拘谨。

总之，是要把各种矛盾协调地统一好。

放松训练的三处要点是：

一是要抓住头脸部位的放松。

要试着放松眼耳鼻舌、头皮脸面、眉毛眉心这些重点部位。头顶脸面各种器官紧挨着中枢神经系统，关系十分重大，它们的放松与否直接关系着"中央"的安危。尤其是眉心部位，它联系着人的感情中枢和喜怒哀乐，我们如能通过练习展眉经常保持眉开眼笑，似笑非笑的姿态，便能取得最佳的生活情绪和训练情绪，就会大有益于全体的放松。

二是要抓好脊椎骨和脊髓的放松。

从颈椎到尾椎的整条脊骨的脊髓是人体的顶梁柱，又是承上接下控制全身、反馈传导各种信息、协调身心各种运动的生命线。所以，保持脊椎的正直、放松和挺拔，给脊髓创造一种最佳的外部条件，这在放松训练之中占了很重要的位置。

三是要抓好内部脏腑的放松。

人体紧张的弊病不但表现于外部肢体，尤其危害了内部脏腑。常见很多人把内部脏腑人为地搞得非常紧张别扭，从而招来了一系列的脏腑之病。为此人们必须下意识地训练加强对五脏六腑的控制和管理，要学会：放得下心，沉得住气，舒展肝胆，松沉肠胃，彻底放松会阴部位，要体会一种似尿非尿，似便非便，前门后门完全放松，五脏六腑自然下沉的舒畅感觉，从而最大限度地消除内部不必要的紧张，代之以宽松自在的良好状态。

放松训练的关键还不在于形体的外和内，而在于要放松中枢神经、思维意念。因为人的紧张和无序状态根子在于高级中枢，在于心神的散乱，所以放松训练必须和入静训练结合起来练。可以说：练好放松疗法，关键在入静。

先可舒适自然地静站或观想，调整中线脊椎，把颈椎、胸椎、腰椎调整得中正、放松、挺拔。要反复检查放松头脸、颈腰、胸背、肩胯这些重点部位的放松，也得注意四肢百骸、皮肉毛发的放松。重点多注意，一般也关心，特殊的弱点和难点更要反复地抓、坚决地改。当外部肢体基本放松后，重心便由外向内转移，要在放下心，沉住气，宽松肝胆肠胃肾上下功夫，以促进内脏的气血通畅，这样慢慢地就可使身之内外进入一种轻安舒适佳境，各种微妙的良性感觉就会相继地出现，会呈现一种身之内外与心灵相守融而为一的身心喜乐的气功状态。随着思维的深入，肢体越来越松柔，脏腑越来越松沉，呼吸越来越细长，心意越来越甜美，顺此方向逐步深入就会进入一种人我两忘、天地混沌的杳冥恍惚之境，会进入一种更高级的放松自然之境。

练放松，练入静，不可不认真，不可太认真。太认真也是一种紧张，一种负担和包袱，是不利于思维的。所以意念要轻松自然，像走马观花似的在全身各处来回视察，似守非守，似放非放，灵活对身心各部分进行宏观调控。

由于肢体的放松和心灵的宁静都是无止境的，所以放松疗法和入静功也无尽头可言，一切都是无限的。放松和入静既可为基础入门的训练，也可帮助达到无上的境界。

要想真正练好放松和入静，关键在于结合生活，练用合一，活学活用活练。不论是工作或学习，用体或用脑，待人或接物，都是我们锻炼放松入静，减少身心内耗，提高体脑效率的好时候和好场合。我们也只有把思维和生活结合起来才能够一举多得地达到科学的生活，提高了功效，促进了工作，健康了身心，深化了思维等综合的效果。

有不少人错误地认为，训练会耗费很多时间和精力，其实不然，思维不但不需要耗费很多时间和精力，相反它还能帮助人赚回时间和精力，赚回青春、健康和长寿。其关键就是一旦放松和入静入了门，思维就要以练生活功为主。生活中有什么主要内容，就得围绕它们练什么功。不论是看书、写字、骑车、走路、劳动、运动……处处都需要放松和专注，都需要高效与低耗，因此也处处都可以练放松入静。总之，只要你睁开眼睛，只要你头脑清醒，什么时间都应是思维的好时间，人们根本无须为思维的时间、地点和方式操心。

因为人的各种疾病都直接间接地与身心不善于放松、体脑的无序和混乱有着密切的关系，因为放松和入静有助于休息身心、通畅经络、疏导气血，所以放松和入静训练对大大改善很多疾病都有奇妙的疗效。

现实生活中有很多优秀的劳动者和运动员，很多健康的老寿星，他们实际上都很善于放松和入静，善于调息，注意力专一，心平气和。他们把身、息、心三者的关系搞得协调，这也正是他们能干、健康和长寿的根本原因。"放松一些"，也是今天很多明白人的生活信条。"注意呼吸，沉气松内"，也早是很多运动员和教练员常抓不懈的训练要点。放松训练，入静训练，实际上早已被很多人所重视和苦练了。今天的问题在于我们应更普遍地认识和更刻苦地训练好这些基础的内在素质，使更多的人能够从紧张急躁和烦乱中解脱出来。

放松心情，从放松肌肉开始。

人的心情会影响身体，反过来，身体的状况也会影响心情。我们都有过这样的经历：刚洗过澡，神清气爽，做事情特别有干劲。相反，身体极度疲劳时，人就会无精打采，懒洋洋地提不起精神，心情也会变得很糟。这时就是你的身体在给你发出信号：该放松一下了！

最常见的放松方式无疑就是深呼吸。呼吸，是维持生命最重要的活动。一个人可以几十天不吃饭，十几天不喝水，但如果停止呼吸几分钟，就会因为大脑缺氧而成为植物人或直接导致死亡。作为人高级心理活动之一的情绪，也同呼吸密切相关。人们紧张时，会觉得呼吸紧促。那是因为此时人的呼吸程度过浅，造成氧气摄入不足，从而使大脑暂时缺氧。因此，当紧张时，可以主动做几次深呼吸，调节气息，增加氧气摄取，使大脑得到充分的氧气，缓解紧张情绪。

但这种深呼吸只是给大脑提供了氧气。我们的身体常常会因为各种原因而紧张。深呼吸所吸进来的氧气因为人身体的紧张而不能顺利到达全身。这时就需要我们通过对全身肌肉的放松来使身体得以畅快呼吸，从而缓解紧张情绪，消除疾病，增进健康。

放松有多种形式。可以进行简单的深度呼吸，也可以进行复杂的瑜伽训练。而对于个人，比较简单易行又很有成效的一种方法就是全身的肌肉放松练习。因为人们情绪的紧张往往伴随着肌肉的紧张。这种方法对于那些常常容易感觉紧张的人来说非常有效。

手臂的肌肉放松：

把左手缓缓地攥成拳头，然后向回拉，张紧自己的左前臂。再把右手缓缓地攥成拳头，往回拉，张紧自己的右前臂。然后深吸一口气，再把双手收紧，弯曲肘关节，张紧左，右手的上臂。然后伸直双臂，徐徐放松。

躯干的肌肉放松：

耸肩，争取使肩部的肌肉可以碰到双耳，然后将肩部向后移，扩胸，同时收缩背部肌肉，再然后向前送肩，收紧胸部肌肉，提臀紧张臀部肌肉，然后放松。

腿部放松：

使双腿的大腿肌肉张紧，然后伸直，再张紧小腿的肌肉，放松。最后张紧双脚和脚趾。可以向内虚抓几次，然后放松。

全身的放松：

深吸一口气，吸气的过程中默默数8下。再憋住气，同时默数8下。最后再缓缓地把气吐掉，同样，吐气时也默数8下。如此反复5次。

这种放松不仅仅是肌肉的放松，它最重要的目的是在于通过放松全身肌肉，使氧气可以通达顺畅地流到全身，最大限度地解除疲劳和紧张，从而使心情得到改善。因此在进行放松时需要注意不间断地进行深呼吸，同时要观想氧气像一股热流一样流到躯体的各个部位。放松时，环境要求安静整洁，最好能有清新的空气和柔和的光线。衣着不要过于紧身，以能顺畅呼吸为好。坐姿要尽可能地舒适。放松的过程中，闭上双眼，排除杂念。如果有条件可以放一些轻音乐，跟着音乐的节拍深呼吸。

当你再次睁开眼的时候，烦恼与焦虑是否都离你而去了呢？你的身上是不是又充满了能量？你的心情，是不是也因此而阳光起来了呢？

最后看一个放松疗法实例。

准备工作：

安排一间安静整洁、光线柔和、周围无噪音的房间，在施疗时，咨询师说话声音要低沉、轻柔、温和，让来访者舒适地靠坐在沙发或椅子上，闭上眼睛。

解说师：

现在我来教你如何使自己放松。为了让你体验紧张与放松的感觉。你先将你身上的肌肉群紧张起来，再放松。请你用力弯曲你的前臂，同时体验肌肉紧张的感受（大约10秒钟）。然后，请你放松，一点力也不用，尽量放松，体验紧张、放松感受上的差异。（停顿5秒）这就是紧张和放松。下面我将让你逐个使身上的主要肌肉群紧张和放松。从放松双手开始，然后双脚、下肢、头部，最后是躯干。

练习步骤：

深深吸进一口气，保持一会儿（大约15秒）。好，请慢慢把气呼出来，慢慢把气呼出来。（停一停）现在我们再来做一次，请你深深吸进一口气，保持一会儿（大约15秒）。好，请慢慢把气呼出来，慢慢把气呼出来。（停一停）

伸出你的前臂握紧拳头，用力握紧，注意你手上的感受（大约15秒）。好，现在请放松，彻底放松你的双手，体验放松后的感觉，你可能感到沉重、轻松，或者温暖，这些都是放松的标志，请你注意这些感觉。（停一停）我们现在再做一次。（同上）

现在开始放松你的双臂，先用力弯曲绷紧双臂肌肉，保持一会儿，感受双臂肌肉的紧张。（大约15秒）好，放松，彻底放松你的双臂，体会放松后的感受。（停一停）现在我们再做一次。（同上）

现在开始练习如何放松双脚。好，张紧你的双脚，用脚趾抓紧地面，用力抓紧，用力，保持一会儿。（大约15秒）好，放松，彻底放松你的双脚。（停一停）现在我们再做一次。（同上）

现在放松你小腿部位的肌肉。请你将脚尖用力上翘，脚跟向下向后紧压地面，绷紧小腿上的肌肉，保持一会儿，保持一会儿。（大约15秒）好，放松，彻底放松你的双脚。（停一停）现在我们再做一次。（同上）

现在，放松你大腿的肌肉。请用脚跟向前向下压紧地面，绷紧大腿肌肉，保持一会儿。（大约15秒）好，放松，彻底放松。（停一停）我们再做一次。（同上）

现在我们放松头部肌肉。请皱紧额头的肌肉，皱紧，皱紧，保持一会儿。（大约15秒）好，放松，彻底放松。（停一停）现在，转动你的眼球，从上、至左、至下、至右，加快速度。好，现在朝反方向旋转你的眼球，加快速度，好，停下来，放松，彻底放松。（停一停）现在，咬紧你的牙齿，用力咬紧，保持一会儿。（大约15秒）好，放松，彻底放松。（停一停）现在，用舌头顶住上颚，用劲上顶，保持一会儿。（大约15秒）好，放松，彻底放松。（停一停）现在，收紧你的下巴，用力，保持一会儿。（大约15秒）好，放松，彻底放松。（停一停）我们再做一次。（同上）

请放松躯干上的肌肉群。好，请你往后扩展你的双肩，用力向后扩展，用力扩展，保持一会儿。（大约15秒）好，放松，彻底放松。（停一停）我们再做一次。（同上）

现在向上提起你的双肩，尽量使双肩接近你的耳垂。用力上提双肩，保持一会儿。（大约15秒）好，放松，彻底放松。（停一停）我们再做一次。（同上）

现在向内收紧你的双肩，用力收，保持一会儿。（大约15秒）好，放松，彻底放松。（停一停）我们再做一次。（同上）

现在请抬起你的双腿，向上抬起双腿，弯曲你的腰，用力弯曲腰部，保持一会儿。（大约15秒）好，放松，彻底放松。（停一停）我们再做一次。（同上）

是现在张紧臀部肌肉，会阴用力上提，保持一会儿。（大约15秒）好，放松，彻底放松。（停一停）我们再做一次。（同上）（休息3分钟，从头到尾再做一遍放松）

结束放松：

这就是整个放松过程，现在感受你身上的肌肉群，从下至上，使每组肌肉群都处于放松的状态。（大约20秒）请注意放松时的温暖、愉快、轻松感觉，并将这种感觉尽可能地保持1至2分钟。然后，我数数，数至五时，你睁开眼睛，你会感到平静安详，精神焕发。（停1至2分钟）好，我开始数，一感到平静，二感到非常平静安详，三感到精神焕发，四感到特别的精神焕发，五请睁开眼睛。

如今很多人因为不善于放松、抑制和休息，而经常大量地浪费着自己的体力、内力和心力，使得身心各部经常处于散乱失控，低效高耗，无序分裂的状态之中，这既是工作学习和生活的大敌，也是除病强身和长寿的大敌。为战胜这个敌人，为提高身心健康，我们必须对身心进行训练和强化。

2. 深呼吸，增强集中力，能大大改善白内障

哈佛大学的波特教授以全球竞争战略大师而著名，他的理论核心就是"集中战略"。集中战略用在事业上，则事业卓著；用在生活中，则事事顺心。

凹镜之所以能将阳光聚焦于一点将纸燃烧，也就是运用了集中原理所致。这都说明，什么事一集中，什么事就能干好；什么意识一集中，就能产生无坚不摧的能量。

随着古老瑜伽的日益流行，瑜伽中的观想术也越来越引起人们的好奇和注意。很多朋友将其视为畏途，以为观想神秘莫测，很难掌握。或者以为观想就是单一的打坐参禅。

其实，观想并不神秘。当我们的眼耳鼻舌身意任何一部分专注于被吸引，也就是当我们的意识持续不断地向一个方向流淌，观想就形成了。

观想可以让你的意识平静，让你回归现实，回归现在，可以让你抛弃对过去和现在、未来的一切杂念。

观想是印度瑜伽的精粹。它不仅可以调心，而且还能强身健骨，还能创造生命奇迹。

观想的最大特征是意识集中。前面说过，人体内的能量是巨大的，但不集中就对外不显示力量，一如散兵游勇，毫无战斗力，一旦被集中起来，就胜百万雄师，什么身体疾病都能摧毁，什么问题都能克服。

观想有很多种，有一种观想是移动观想。瑜伽体位法、太极拳，都属于移动观想。你可以沉浸在姿势里让你得到放松。把你的注意力完全放在姿势带给你的感觉上。刚刚接触观想的朋友和有着活跃性格的朋友比较适合移动观想。

观想最明显的好处一是使你认识到你自己，你的反应和想法，你可以看到你的思维模式。你可以改变你做事的方法。如果你可以把握你思维的脉络，你就可以把握你自己。

二是减少压力，减少压力可增强我们的免疫力。让我们的身心放松下来。反省我们生活中的错误，看看是什么正在为我们带来困扰。思索一下我们的头脑里到底在想什么。

三是增强精力和集中注意力，让我们做起事情来更投入。

四是观想让我们更好地了解自己，不知您是否体会得到，我们中大多数人其实都很难真正和自己相处。当观想时我们可以真正学会享受独处的快乐。

我有一个做图书的朋友叫马艺铭，她以前还是一位不错的妇科医生。

几年前，她眼睛得了白内障，一个眼睛已看不见了，另一个眼睛的视力也不到0.1，而且情况还在进一步恶化。她和她的家人都十分着急，在许多医院都治疗过，中西医的常规方法都用尽了，就是不起效。

后来，她拜访了几位观想大师，于是开始修炼观想来治她的白内障疾病。半年后，奇迹还真出现了，完全看不见的那只眼睛居然能看见一些光亮了，另一只视力也恢复了一些，大喜之后她继续修炼，功夫不服有心人，一年半后，她的两只眼睛的视力恢复到了0.8和1.1了，真是奇迹呀！

集中注意力不仅能治疗白内障，还能用来减肥。

广东江门市人良医院减肥门诊就曾采用观想腹式深呼吸法共接治了435名肥胖者，其中有些人患有不同程度的高血压病、胃病、妇科慢性炎症、神经衰弱等病变，在医生们的科学指导下，经过一年多的观察，发现这些人既减了肥疾病也得到了缓解或大为改善。

具体方法如下：

一是姿势与呼吸：病人选择安静、空气对流的环境，取坐位，凳的高度以膝关节成直角为宜。双手心向上重叠，置于大腿根部，全身放松，含胸拔背；目唇微闭。呼吸要求慢、深、细、匀，吸气时腹凸起，呼气时腹凹下。收功时双手心擦热，顺脸部肌肉方向做按摩及压穴位，防止减肥后出现皱纹。此功法每天做3次，每次半个小时。

二是意守：一般减肥者意守下丹田（月经期和月经过多者忌守），高血压病需要辨证施功。根据阴阳虚实，分别意守大敦、涌泉、下丹田、命门穴，或交替意守。脾胃虚弱可意守中脘、足三里穴。妇科病意守会阴穴、下丹田，吸气时提肛，呼气时松肛，意想浊气从会阴经大腿、小腿及涌泉排出。神经衰弱者意守涌泉、下丹田或意想该处有朵粉红色的、水淋淋的荷花，随呼吸一放一合，或者睁眼视大自然之花木。

三是饮食：以吃低脂肪、低糖、高蛋白食物及青菜为主，胃酸过多者可多吃些豆腐，年老体弱者可多吃些鸡蛋、牛肉、鱼等，最好不要吃主食。减肥时饮食的原则是：饿时吃，不饿则不吃或少吃。

435例中女性412例，男性23例；年龄最小的13岁，最大的68岁，其中以20~45岁的女性患者为多。

减肥效果：435例的减肥率为100%，平均每人每星期减少体重3.5kg左右，减得最好的5个星期减少体重18.5kg，80%减到了自己满意的体重，但也有些人因工作忙或偏差中途停功。减肥几个月后随访，没有发现体重回升现象。普遍反映，在减肥过程中尽管减少了饮食量，但无明显饥饿感，精神饱满，减肥后脸上没有出现皱纹。

慢性疾病的观察：在收治减肥者中，11人有不同程度的高血压病，最高的210/160mmHg，都伴有眼花、头昏、乏力等，一直服用降压药，其中两名伴有冠心病、心绞痛，晚上时常胸闷者，减肥一个星期后精神较好，症状明显减轻，减肥两星期后血压都有不同程度的下降，其中有7名血压接近正常，停服降压药。冠心病患者在症状上明显好转。对于胃痛患者和妇女白带增多及不正常和神经衰弱也进行了观察。第一个星期症状有所缓解，随着做功时间的延长，胃痛减轻，白带恢复正常，睡眠好转。在435例接受减肥者中，有少数患者出现了恶心、呕吐、手足及面部发麻等偏差，通过气功医师的纠偏指导及穴位刺激都可纠正。为防偏差，此功法最好在医师的指导下进行。

为什么腹式深呼吸法既能减肥又能强身治病呢？

据我们分析，人体是一个有机整体，而这个整体又是靠大脑控制和指挥的，这种方法在进入入静状态时，对大脑能起到保护性的抑制作用，可以调整和改善皮层下中枢的功能，使人体的内环境获得改善和稳定。在大脑处于抑制状态时，人体的基础代谢较低，全身放松，得到了很好的休息，从而抵消和减弱了因减少食物而致的种种不良反应。通过自身调节，减弱了大脑的紧张度，所以对高血压病人、神经衰弱等都有一定的改善作用。

当腹式深呼吸时，横膈大幅度升降，对脏腑起到了很好的按摩作用，所以对糖尿病、胃炎、十二指肠溃疡、慢性结肠炎等也有一定的改善作用。当腹肌收缩和横膈升降时，刺激胃的机械性运动增强、胃液排入肠腔增快，胃酸对胃刺激下降，减少了饥饿感，摄入减少，从而达到减肥的目的。

腹式呼吸还能促进盆腔血液循环，血流量增加，抗病力增加，妇科慢性炎症也可见好转。在意守上一般采用下丹田，古人认为下丹田是性命之祖，生命之源，可锻炼体液系统，以调节、充实体液循环，防止早衰，对健身延年起重要作用。

观想练习也可以提高人体的免疫力，特别是在流行性感冒蔓延的时候。研究还表明，观想练习完全有可能增加癌症病人体内抵抗肿瘤的细胞。所以，我要说，为提高免疫能力而花一些时间是值得的。

其他一些如溃疡、慢性心脏病、某些肠道疾病，以及哮喘和不明原因的逆反行为等，都能通过观想练习得到缓解。

观想练习是一种能够促进身心交流以保持身心健康的自然方式，其独特之处在于它将瑜伽等健身方式与观想技巧，完美结合而成为大大改善身心疾病的有效途径。

虽然你很忙，但你总能挤出一点点儿时间，静下心来观想吧！

通过观想练习，你可以提升自我形象，发挥最大的能量，并能收获美丽，得到人生最大的财富——健康！静下心来，敞开胸怀，从练习中感受难得的宁静、聪慧和幸福吧！

3. 亲近自然，多晒太阳，能大大改善肝癌

万物生长靠太阳

我们的生命是阳光给的，我们就是阳光的化身。因此，我们在内心深处都是十分喜爱阳光的，那其实就是喜欢我们自己。

生命健康与否，就看体内的正气与邪气较量结果，正胜邪则不病，邪胜正则病，正邪相抗则是亚健康状态。而阳光是代表正向能量的。

阳光，它能使黑暗中的人升起温暖，使失败者看到希望，使病人又焕发出新的活力，使人生充满光明。

万物生长靠太阳。这是一句真理。我们都对这句话习以为常，甚至有些不以为然，但几乎都忘记了这一真理。

敬仰太阳，十分有利于身心健康。

有史以来，人们一直对太阳充满了无限的仰慕之情。在遥远的古

代，很多民族都将太阳看成是神灵，认为它具有主宰一切的能力，如：古希腊人将太阳神阿波罗看成是万神之神，统领一切的神。几乎没一种文化不赋予太阳各种积极的意义，如力量、生命、光明、智慧、正义及美好的未来。清晨的太阳尤其能给人以希望的启示和导引、召唤和激励。在社会生活中，人们建房屋大都讲究朝东或朝南而建，目的正是为了多采集阳光，多看到太阳。

人们仰慕太阳除了太阳能给人带来光明，太阳与人们的生产生活息息相关之外，还因为太阳与人的健康、与人的生命有着某种深刻而复杂的关系。中国人将死亡的世界称为"阴间"，将活着的世界称为"阳间"。"阳间"即有太阳的地方。

公元二世纪古希腊医学家阿勒特奥斯常常会将昏迷不醒的病人放在温暖的阳光下暴晒，结果有相当一部分病人在阳光照耀下苏醒。

阿勒特奥斯当时即认识到：疾病是阴暗带来的，利用光明驱逐阴暗即是治病的良方。那么太阳与人的健康到底有没有直接的关系？到底是一个什么样的关系呢？科学家通过大量的实验研究证明，太阳与人的健康的关系，尤其是与人心理健康，就像太阳与植物的关系一样，是一种根本离不开的关系：植物离开光照就无法正常生长，人离开灿烂的阳光就无法成为一个真正心理健康的人，甚至会生出复杂的心理疾病。

为什么说人离开灿烂的阳光就无法成为一个心理健康的人，甚至会导致心理疾病呢？临床心理学家和医学专家的研究发现，太阳光至少通过三个途径来影响人的心理活动。

第一，太阳光的充分照射可以改善脑血流。新的研究发现，脑血流降低是某些神经症和精神分裂症发病的重要原因。脑血流降低不仅可能导致脑内神经传递物质活动异常，而且会导致大脑生理机能衰退或脑萎缩。而良好的光照则能促进脑血流的运行速度，使大脑功能维持在正常水平或完好状态。

第二，太阳光可以提高人体当中影响情绪活动和思维活动的重要的神经传递物质5-羟色胺的水平。研究人员已经证明：5-羟色胺缺乏会导致严重的情绪障碍和思维僵化，会产生精神抑郁、动力缺乏、偏执、疑虑重重等症状；另外，现已知5-羟色胺缺乏还是某种严重睡眠障碍的罪魁祸首。如今相当一部分抗抑郁药物和抗强迫药物都是通过抑制5-羟色胺的再回收过程来提高5-羟色胺的水平这一原理研制出来的。然而，服用药物改善心绪总会有一定的副作用，而接受充分的阳光照射有时完全可以达到与服用百忧解（一种抗抑郁药物）一样的疗效。

第三，太阳光可以帮助人体皮下组织中T-脱氢胆固醇转化成活性维生素D，从而提高人体对钙的利用率。现已知钙的缺乏不仅会导致骨质疏松，而且会影响人的思维能力和情绪。

既然阳光普照有如此多的好处，那么我们何不像古人那样对温暖灿烂的太阳怀有一种仰慕崇敬之情呢？我们何不创造更多的机会到阳光灿烂的地方去散步呢？我们何不在清晨去欣赏地平线上白昼的诞生呢？

记住，当你有疾病时，千万不要忘记头顶的太阳！

在中国西藏的一座大山里，有一个老人得了肝癌，由于没钱医治，她便去求教藏医，一向奇特的藏医教给她一套思维术——阳光气化观想。

藏医教老人每天一清早就起来，爬到山的南面对着太阳出来的地方，站好或坐好，深呼吸，双眼微闭，自然放松，大脑中想象阳光，红色的如线一样的阳光从自己的头顶进入，而后往下照去，照到自己的肝上，让阳光源源不断地照到肝上，肝上许多细小的被污染的水珠收到阳光的蒸发慢慢消失。

一分钟，两分钟，就这样观想象着。

每天这样站着观想一个小时，坐着想半个小时，老人累得全身汗如雨下。

这就是藏神医告诉她的阳光疗法。

阳光气化观想，就是想象用阳光的温度在照射到病变处后开始升温，升温，升温，升温，升温，由于温度升高，病毒被慢慢蒸发掉了。

这位藏医还告诉患者，每天下午到她屋后的瀑布下，全身赤裸地站在瀑布下面（当时是六月天），开始想象，飞流直下三千尺的瀑布从头顶流入，开始洗脑，洗颈，洗肝，洗肝，洗肝，将肝上的污点洗走，冲刷，一次，一百次，二百次……

每天这样做半个小时。

当然不站到瀑布下也行，只是效果差一点点而已。

他还让这位肝癌患者同时配吃一些自然绿色食品，不到半年患者就胃口大增，精力旺盛。

她坚持练了三个月，她觉得自己的病完全好了。因为她自我感觉一切就像回到中年人的身体状况一样，能吃，能喝，能睡，能干重活了。

表面上看来，这位病人是借助的外在能量——阳光、瀑布——改善了她的大病，而实际上，是她自己调动了自身的潜能将自己的病改善了。

人的思维力量真是奇妙无比，外显可以改天换地，内显则可以治病除邪。真是了不起呀！

进行阳光气化观想训练需要注意：

1. 选择一个幽静的氛围，要适合排除干扰，全神贯注。
2. 选择一个大脑比较空闲的时间。
3. 习练的最佳时间是黎明和黄昏，这是一天中天音最强的时刻。
4. 坚持每天练习，尽量在同一时间、同一地点，以帮助大脑尽快进入状态。
5. 阳光气化观想的站姿或坐姿一定要稳定舒适，头、颈、背挺直在一条线上，面东或面西。不要尝试去争取大脑的平静，这样只会事与愿违。尽力去忘我自我就好了。
6. 以5分钟的深呼吸开始阳光气化观想，然后保持均匀的呼吸。

7. 练习中紧紧扣住你的阳光气化观想方式。

每个阳光气化观想体式都要求挺直脊椎。人的脊椎骨本来就不是非常直的，有两个易弯曲的地方，因此谈到保持脊椎挺直，指的是不会产生新的弯曲，使人体躯干及头部与地面保持垂直，可以保证脊椎挺直。

多数人认为挺直脊椎的生理优势是挺直脊椎，保持原位，正常发挥功能。从下面几点可以看出，这种论点并不让人信服。首先，由于脊椎所在的脊椎骨弯曲，脊椎不会非常直，它会保持自然弯曲。

即使脊椎骨发生弯曲，脊椎的正常功能不会受任何干扰。泛泛而论，脊椎由三层膜包围，周围是流体，还有相当数量的脂肪组织充当包装材料。这样脊椎有三层膜支撑，有流体和脂肪组织的保护，就不会受到振动或颠簸。有着内部的层层保护，即使脊椎骨经受一定限度的弯曲或扭曲，脊椎也会安然无恙。

因此即使脊椎骨不挺直，脊椎的功能发挥也不会收到任何影响。由此可见，因挺直脊椎而带来生理优势的说法或多或少带有想象的成分，肯定还有其他的生理优势。

阳光气化观想要求脊椎挺直还有一个原因，阳光气化观想过程中，思想必须完全脱离身体，这就意味着身体体式必须放松、舒适、平衡。由于脊椎骨挺直，叠起双腿组成的三角底座，双手置于膝部或盆骨前脚跟，阳光气化观想具备了所有优势。除去躺下后脊椎的水平位置，挺直是脊椎所能保持的最舒适的体式。但是水平体式并不适合阳光气化观想，因为那样习练者就容易入睡。

由此可见，挺直是阳光气化观想唯一的体式。阳光气化观想习练者发现阳光气化观想体式是最舒适的。思想完全开放，任意而为，不受身体干扰。

阳光气化观想体式中的血液循环：阳光气化观想体式的第二大生理特征是可以调节盆骨神经。

盆骨肌肉在相当长的时间里不是很活跃，由于这些原因才需要血液自动流动，这样盆骨就有更多来自在腹部大动脉分支的血液供给。因此由脊椎部位，即尾骨和骶骨发出的神经就会得到更丰富的血液供给和调节。

血液供给增加，随后的神经调节都有助于唤醒昆达利尼，这个过程当然离不开其他瑜伽体式的协调。传统的观点认为，仅靠不断练习冥思就能唤醒昆达利尼，以上的结论就是以这观点为依据的。

阳光气化观想体式中的呼吸机制：第三个也是最后一个生理特征是最少的二氧化碳产出。二氧化碳最少是由于阳光气化观想时只有微量的肌肉活动，尽管保持阳光气化观想体式所需要的肌肉能量不比躺下或睡眠所需的能量少，也就相当于坐下或站立所需的能量，阳光气化观想体式需要极少的肌肉能量。因此，阳光气化观想时，二氧化碳产出也达到最低点。

肺部活动和人体二氧化碳产出成比例，这已经是公认的事实。如果人体产生大量的二氧化碳，肺部活动也会相应增加，就像运动员参加跑步，摔跤，划船运动一样。相反，躺着或睡眠时，人体二氧化碳产出较少，肺部活动就会减缓。此外，心脏与肺部活动一致，肺部活动增加时，心脏活动也随之增加，肺部轻微活动时，心脏活动也缓减。

根据这些生理事实，阳光气化观想时，二氧化碳产出达到最低点，肺部和心脏活动都减缓。在一定时间内保持阳光气化观想体式，比如说一次坚持半个小时，呼吸就会变轻，心脏跳动得到控制，习练者所有的活动似乎都停滞了。

这种情况下，呼吸就完全是腹部呼吸了，只有细心的人才能从腹部肌肉前后轻微移动看出肺部的活动。这样习练者的思维就自觉不自觉地完全摆脱了身体活动的干扰。

习练者可以指引思维去探索本身的奥秘，甚至把自己同意识分离，直面现实，最终与现实融合为一体并获得自我。

进行阳光气化观想时，要进行三调：即调意、调身和调息。

调意：即调理自己的意念，也就是训练涌现在头脑中的思想和念头。一般地把它限制在一个简单的词（如松）或数字（如一）上，并把它固定在想象中的身体某一部位上，如两眉间的上丹田，脐下一寸半的下丹田，这就称为意守，意守的目的是为了入静。做到真正的入静，即排除各种内外干扰，头脑里什么也不想，没有什么念头，身心处于完全放松的状态，是很不容易的，这是一个主动的抑制过程，需要反复锻炼，付出很大的主观意志和努力才能达到这种入静、物我两忘的境界。

调身：即调整自己身体的姿势。由于功法不同，要求身体的姿势也各异。不论何种姿势要使自己的头颈、躯干、四肢肌肉和关节都处在一个相当松弛的状态，并不为自己所意识到，即使练动功时，身体各部分的活动也是得心应手，达到了随心所欲的地步。

调息：即调节自己的呼吸，有意识地进行一呼一息的训练，延长吸气或呼气的时间。呼吸可兴奋植物性神经系统的活动，并通过它们的影响调节内脏的功能。

在各种不同的功法中，虽然三调各有侧重，但调身、调息都离不开调意的指导，所以调意是主要的。然而在思维中，为了迅速获得效果，常从较易掌握的调身入手，训练自己身体的姿势或动作。这一训练虽然需要用意念来指导，但随着身体各部分的放松或动作自如，意念的指导作用也随之减少。在调身的同时也可进行调息，也就是以意领气，将自然呼吸逐步转为均匀的，缓慢的腹式呼吸。练习到一定程度以意领气的作用也逐步减少，此时即可有目的进行调意，从意守某一部位到万念俱寂，进入深度的入静状态。气功练到意念、姿势（有时是动作）和呼吸三者高度密切协调，自我与外界浑然一体，就能取得较好的健身效果。

刚开始阳光气化观想时，难免会杂念丛生，胡思乱想，但是不要因此而灰心丧气，我们刚开始如果能做到一分钟内保持大脑空白十秒钟就有成就。欲速则不达，慢慢经过一段时间的修持，我们会发现思维原来可以这样控制。

每天晒半小时太阳补充"正能量"

人们从食物中摄取的维生素D非常有限，富含维生素D的食物仅有鱼肝油、脂肪含量高的深海鱼及动物肝脏等。其实，人体补充维生素D，一直都有"免费大餐"——阳光。这是因为人的皮肤中含有一种7-脱氢胆固醇，这种物质经过紫外线照射后，会转变成维生素D。

很多中国人都说看不懂那些老外，太阳那么大还要晒，把自己晒得像"小龙虾"一样，何苦呢？其实，那是因为欧美等发达国家很早就开始重视维生素D缺乏的问题。很多人觉得自己天天在外奔波，最不缺的就是阳光。可是有研究显示，隔着玻璃、衣服、防晒霜，身体几乎无法吸收阳光中的紫外线。所以，出门开车、撑遮阳伞、穿防晒服、涂防晒霜的市民，很可能仍是"缺D一族"。

现代医学证明，维生素D缺乏，容易引起骨骼、呼吸道、神经、心血管以及癌症等多种疾病。这主要是因为维生素D的缺乏会造成人体免疫力下降，患病的风险也就随之增加。人在冬天特别容易生病，其中一个原因正是日照时间短，人们穿着厚重，不容易吸收紫外线。

现在流行说"正能量"，其实阳光就是名副其实的"正能量"。专家建议，胳膊和腿露出30厘米，每天在阳光下晒30分钟，坚持一个月，体内的维生素D就能恢复到正常水平。在阳光"霸道"的夏天，可以选择早上或黄昏时到户外走走。婴幼儿更要注意补充维生素D，否则容易出现佝偻病。晨昏的温柔阳光对宝宝来说绝对利大于弊。

此外，对户外活动不够多的人来说，可以通过服用维生素D片剂来进行补充。

当然，久晒太阳也是把双刃剑。接受阳光照射，可促进体内合成维生素D，对健康有利；但如果长时间曝晒在阳光下，也会导致皮肤癌。国外皮肤癌高发，与长时间暴露在阳光下有关。不要盲目效仿老外的"日光浴"。

多晒阳光不仅能治疗我们的生理疾病，还能去除我们的心理的阴影。

有一位老者，一只眼睛失明，另一只眼睛的视力也仅有0.1，胃切除了三分之一，还有糖尿病，心脏也不好。然而，老人并没被这些病痛压倒，也未因此而颓丧，依然每日里快快乐乐地生活着。

老人何以能够面对这种不幸而快乐地生活每一天？有人向老人询问，老人的回答让所有的人都深受启迪并对其油然而生敬意。

老人说："每天面向太阳，你就不会陷在阴影里。"

是的，每个人都会有生活中的"阴影"。这"阴影"如影相随，时时在搅扰着你，困惑着你。你如果陷在"阴影"中不能自拔，不能突围出去，笼罩的"阴影"就会将你吞没，让你在迷茫的黑暗中苦度人生。

如若摆脱"阴影"的羁绊，最聪明最好的方法就是"面向太阳"。

面向太阳，就会把"阴影"甩在身后，而没有"阴影"的生活将充满欢乐；面向太阳，就会化忧伤为喜悦，变烦恼为欢欣，转困惑为明达；面向太阳，迎来的是一片光明，美好生活带给你的是无限的憧憬和向往。

如果你正被"阴影"困扰着，那么，何妨不学学那位老者，转过身去，面向太阳，拥抱光明。如此，也只有如此，展现在你前方的，必将是灿烂美好的明天。

愿每个人都能挺起腰身，昂起头颅，面向太阳！

4. 调息入静，能改善高血压、冠心病、糖尿病

先说入静。何谓入静？心不乱为静，心专注为静。动静在心不在身。所以说注意集中心神贯注地看书、写字、画画、谈话、劳动、运动，都可认为是一种入静，而静静地坐在那里胡思乱想实为入乱。

入静决非入睡，也不是什么都不想的进入一种死水枯木没有生命力之静，而是一种兴奋和抑制、大起和大落、对立和统一、动静高度协调的最佳功能状态。

严格地讲，入静应包括三个方面，那就是，肢体得放松，呼吸要柔和（脏腑要松沉），意念要专注。三者合一，是谓真入静。入静时，心神实在是处于一种积极工作，认真运动的状态之中；心神既要认真地调身、调息、调心，加强内部管理，进行宏观调控，以达到一种最佳的休息状态或工作状态，还要认真地协调身心投入于某种劳动和运动之中。

在入静时人会有最大的灵感，最妙的协调，最佳的功能状态。当然在入静时，人也能得到一种最佳的休息状态和自我调整状态。入静者的心是在自由自在地、认真细致地、无止无休地进行着一种极为细致微妙的内部调控工作，调控着整个身心、各个系统、每个细胞，使它们该抑制的充分抑制下去，该兴奋的高度兴奋起来，为着某个目标（劳动、运动、休息）和谐地进行战斗。所以入静也可说是一种最佳的入动状态，是要把身心各部和谐地组织进来进行休息或运动。

入静疗法的应用范围很广，如高血压、冠心病、溃疡病、支气管哮喘、糖尿病、偏头痛等各种身心疾病和各种焦虑症、恐怖症、强迫症等都有较好的疗效。对于呈现轻度身心包括体弱、营养不良、精神不振等，也能起到强身保健的作用。

如果讲得具体些、细致些，入静时对内要抓好调身、调息、调心

三件大事。

调身：是调整身形姿势，使之中正安舒，放松眼耳鼻舌和四肢百骸，放松颈椎腰椎，保持中线挺拔和精神。

调息：包括调整呼吸运动，使之由浅变深，由粗变细，由短变长。要让全部肺细胞都能够均衡地进行工作。（常人呼吸短促，只有20%左右的肺细胞长期劳累地工作，造成了疲劳与衰老，而80%左右的肺细胞则长时期闲着，因用进废退而退化了。）调控五脏六腑，使之松沉自在，气血通畅，功能良好。

调心：是调整感情和意念。使得感情愉快自在，意念内守身息。任外界风吹草动千变万化，我心安然不动，一心观内，观身身松，观息息和，观心心静，身心合一，意气相投，自观自在，宁静安详，是谓真入静。

三调的关键是调心。心是一身之主帅，只有心意专一，不迷不乱，积极工作，才能把三调落到实处，才能进而抓好全身的三军将士，调整好全体的兴奋和抑制。人的身息心三者统一于中枢神经之中，所以说体松、息和、心静，三者是三亦是一，合三而一，这才是全面的松或静。

但是，人的心猿意马，心浮气躁，肢体紧张的弊病，实在是由来已久，根深蒂固，盘根错节的顽疾。它意味着体脑的高耗低效和无能，也意味着身心的早衰、多病和短命。它也是机体一切不良状态的主要根源。所以，训练放松，抓住三调，加强中枢，实在是从根本上提高体脑的工作能力，促进健康长寿的关键措施。

有些人因为长时期心意散乱，内外紧张，积习难改，故而不练放松入静的时候倒也罢了（紧张散乱已经成了习惯，故而自己也不以为然了。）

如今一练放松，各种矛盾便充分暴露了，所以越想放松越是感到紧张，越练入静越是烦乱，为此他们以为自己无法练放松入静。其实事情并非如此。

每个人的肢体都本能地要求放松，每个人的心意也本能地要求专注和宁静，只是因为长时期错误地运用身和心，这才造成了紧张和烦乱之病。

冰冻三尺非一日之寒，想要彻底化冻，也不可能立竿见影，这只能说明体紧心乱之病已经相当严重，所以更需要耐心地坚持治理。

进行放松训练，把身心从紧张和烦乱的轨道上拉回到松快和专注的轨道上，这是一种最有效果的拨乱反正之法，只要锻炼的方法对头，并且持之以恒，任何人都可最终战胜恶习，得到解脱。讳疾忌医，绕开矛盾走，并不能解决问题，只能使紧张和烦乱之病继续影响工作和生活，损害健康和长寿。

而且你不治病，病会治你，情况还会发展，后退不是出路。容忍疾病和平共处，必然会给你带来种种灾难性的后果。

入静训练，是生活中有很大实用价值的基础训练，然而人们常常因其简单而轻视它，满足于一知半解，而不愿意认真地修炼和实行，这是非常可惜的。世上有很多最美好、最珍贵和最有用的真谛，常常只是十分简单和纯朴的道理。

人们如果想要使机体各部气血通畅，运用灵活，不知疲劳；想要使体脑各部分协调配合，高效低耗，有序地工作和休息，那么人们就必须在放松上、入静上下大功夫。要持久地、认真地训练放松和入静，要真正练出功夫来。

现代人压力比较大，难免产生紧张烦躁的情绪。如果长期下去，会使人生理和心理都失去平衡，很多人整天生活在紧张烦躁的情绪之中，很难让他能够放松下来，而当有艰巨的工作要做，需要他紧张起来时，他又集中不起精神来，表现为拖拉、疲惫、效率极低。

再说呼吸。呼吸是生命的首要运动，氧气是体脑的第一营养，穴位是人天的交流窗口，经络是气血的调控网络。现代人有很多都衰老病死于呼吸衰败、体脑缺氧、穴位闭塞、经络不通。所以加强肺部呼吸和经络呼吸，确保氧气和先天混元气的人天之交流，这是身心要健康，疾病要根除的又一重要的基础问题。

人有两种呼吸：先天经络呼吸和后天肺部呼吸。全面加强这两种呼吸是健康的又一关键所在。

自然界有六种物质：金木水火土灵。与之相应的则是六种精神，古人称之为气，即金石之气，草木之气，湖海之气，阳光火气，大地土气，动物灵气。人的肉体离不开六种物质的哺育，精神和气血也离不开天地精神，混元六气的交流。人的经络呼吸和精神活动则是沟通天地精神和混元六气的主渠道。人们常说："人是铁，饭是钢。"是指物质的人离不开物质能源的补充。实际情况却是：

"人是铁，气是钢。"人更离不开负氧离子，混元六气和天地精神的补养。

有些人很少关心和研究呼吸，造成了呼吸的衰败：浅、短、粗、急。肺活量小，大量肺细胞被闲置少用，懒散衰败，少量肺细胞超载运转，积劳成疾。全部肺细胞两极分化，闲的闲垮，累的累死，促使肺功能严重退化。

我们应该锻炼呼吸，扩大肺活量。学会经常采用全肺呼吸，要让尽量多的肺细胞，共同担负起呼吸的重任，保证体脑亿万细胞，充分供氧，彻底排废，从而营养好全身每一细胞和体脑一切器官。为此我们要努力使呼吸变得深、长、细、缓，心平气和。

不少人不知道还有先天呼吸，不明白经络、穴位、皮肤、毛孔也有呼吸的功能，不明白人天间还有另一种气的存在和交流。这是一种遗憾和无知，它造成了一些人经络不通畅、穴位被封闭，皮肤不呼吸，先天呼吸功能受损，人天间的交流不畅，众多疾病形成的严重后果。而人们一旦通过针灸、按摩等医疗措施或自我呼吸锻炼，打开了穴位，搞通了经络，顺畅了呼吸，加强了交流后，一些严重的疾病便会立竿见影地好转。

5. 坚定信念，激发求生欲，能救人于濒死

治疗疾病的过程不可能一帆风顺，而是有着诸多的困难。各种各样的困难会动摇我们前进的信念，这个时候，我们需要用信心来反击这种动摇，这其中强烈的求生信念最为重要。

医心术的修习有时被看作是一个孤独的旅程，在治疗的过程中，他人的帮助是十分有限的。大多数时候，我们要靠自己找寻答案，自己解决问题，这个时候，我们最好的伙伴就是我们自己的信心。

在西藏，流传着这样一个故事。几百年前，一场严重的饥荒横扫了西藏的一个山谷，一位父亲绝望地发现家里所有的食物都已经吃完，他和他的孩子们都处在了死亡的边缘。于是他把一些袋子装满灰，吊在房梁上，并告诉他的孩子们说："那个袋子里有很多糌粑，但我们必须储存下来以备将来。"后来父亲饿死了，而孩子们却活了下来。虽然孩子们极其虚弱，却因为相信还有粮食而得以幸存，他们的父亲却因丧失了希望而没能度过这场饥荒。这个故事的寓意在于告诉人们，信心能够给予我们强大的力量。

在治疗中对自己时刻保持信心并不容易，由于精神上的动摇，我们往往会产生失落、绝望的情绪。所以，不让自己心中产生疑惑与恐惧，是获得信心的重要途径。在修习的过程中，积极地面对自己的进步，慷慨地给予自己鼓励，都能够有效地增强我们的自信。

一个十分有效地增强信心的方法就是放大自己的进步。在任何的修习中，最终的成果都是微小进步的聚集。在取得圆满结果之前，我们可以通过放大自己微小的进步，而使自己感到快乐，然后将这种快乐的情绪带到以后的修习之中。积极地接受自己的进步能够带给我们安详和满足感，这种幸福的感觉将激起我们前进的力量，克服各种困难。

医心术的治疗就像一个漫长的旅途，在我们感到困顿时，放眼前方，发现终点依然遥不可及。但如果我们转回身，就能看到自己已经走过的路程，看到过去的努力以及现在的成效，这会使我们重新振作，鼓起勇气继续康复之路。

世界上最伟大的智慧是意志的智慧，其次是道德的智慧，再次是方法的智慧，最后是小术的智慧。

意志的力量，无坚不摧！意志的力量，无所不能！

沙漠中的骆驼，最可怕的不是无际的沙漠，而是胸无绿洲；大洋上的小舟，最可怕的不是惊涛骇浪，而是心中的大洋彼岸，意志带给人的不仅仅是精神上的，也有身体上的。

说是一个老盲人演奏家带着一个盲童到处演出，他们坚强的坚持到了现在，终于一天老盲人终于拉断了第100根琴弦，他欣喜万分，因为他的老师说过当你拉断第100根琴弦后，再照纸上的药方吃药，就可以复明，可是药店的伙计却说纸上什么都没有，老人崩溃了，因为唯一支持他的支柱倒塌了，同时他也知道了老师的用心，不久他就去世了，临终前他把纸条和这个传说告诉了盲童。他给盲童的不仅仅是希望，更是一种力量，也是意志的延续，这个力量是无限的，因为代表着不单单是一个希望的期盼，也有对未来的美好的憧憬。

沙漠中的迷路人，风暴中失去了所有东西，他翻遍全身，也只找到了一个泛青的苹果，啊，我还有一个苹果！他终于坚持下来了，每当他快要倒下时，那个苹果像是圣物，赋予他了力量。当他走出沙漠时，手里还拿着已经干巴得不成样子的苹果"啊，我还有一个苹果"！

麦考尔是美国小镇"阳光岛"上的一位中产人士。岛上整日阳光灿烂，海水碧蓝。麦考尔一家也一直过着像天气一样舒适的日子。但是，在麦考尔年近60岁的时候，却赶上了美国的经济危机，人们手中的钱一落千丈，更惨的是，这时的麦考尔偏偏又得了一种据说必死无疑的怪病。

医生如实地告诉麦考尔，他只能再活两年时间。听了这话他心理上受到了从未有过的沉重打击。这等于宣布了他的一切都完了。而这时迅猛异常的经济危机又如风暴一样刮上小岛，麦考尔家里的几个钱眼看就要打了水漂，根本经不住这场危机大潮的折腾。岛上的一些小店已经宣布破产。麦考尔眼前的一切都是那样的糟糕。

面对疾病折磨的麦考尔，经过几天的认真考虑，做出了一个大胆的决定，即把家里的钱马上全部投出去。他想买下两栋房子，然后再将房子租出去，水涨船高，钱虽然不值钱了，但房价也会一路攀升的。这个主意得到了全家人的支持。于是，麦考尔把家里的60多万美元全都拿出来买了房子。

可是，当时所有的美国中产阶级都是这样扒拉着算盘，大家都将手里的钱投向了房地产。结果事与愿违，房子多得不但没人租，还要支付养房子的开支。这对病中的麦考尔真是雪上加霜。

麦考尔的计算失败了，他不但没能保住家里的钱，还让全家人在一夜之间成了穷光蛋。更惨的是，这时距医生宣布他死亡的日期，只有一年半的时间了。麦考尔也已经过了60岁，真正地成了一个老人。可他不忍心在自己离开人世前，让全家人背上如此沉重的包袱。

于是，他努力打起精神，让自己振作起来，也让全家人从中受到鼓舞，不要过于沮丧。

麦考尔的精神果然在家里起到了很大的作用。不仅如此，麦考尔还做出了更为惊人的举动，他宣布要重新投入工作。他说干就干，向朋友借钱开了一家香水店。他决心用自己最后的一点余生，为家人做一点贡献。在卖香水的过程中，麦考尔还对研究香水的配方很感兴趣。想不到经他亲自研制的一种香水竟然在当地一炮打响，非常畅销。他万万没有料到事情会变成这样。

麦考尔从此忙得不可开交，而那时他又在阳光岛上发现了一种更纯正的天然植物可以作为新的香水配方，这使他激动不已。

而这时与麦考尔患同一种病的人，已经大半提前去世了。麦考尔离医生宣布的死亡日期也越来越近了，可麦考尔依然感觉良好。麦考尔想，一定是老天有眼，要让他为人类配制出这种天然的新型香水后，再让他去见上帝。可是，直到麦考尔的新型香水摆满了全美的各大超市，他依然还活着。那时他已经又多活了两年的时间。

麦考尔搞不懂这是怎么回事。他再去医院检查时，医生告诉他，他的病情正在好转。这一点连医生也感到惊奇。几年之后，麦考尔的病状全部消失了。医生和麦考尔一致地觉得，这是一种强大的精神力量支持的结果。正是这种前所未有的精神力量让麦考尔脱胎换骨，活了下来。

要说麦考尔是发现了香水的配方，还不如说他是发现了生命的配方，一种忘我的精神。

从此，麦考尔就那么精精神神地走在太阳岛上。他的样子成了全美老人们的榜样，他的相片被刊登在美国的许多报刊上，他迎着阳光，笑得一脸灿烂。那时所有的老人都在效仿麦考尔。因为他说明了生命的奇妙在于人们内在的精神。这是一种勇敢、无畏、开朗和豁达。

据现代医学的大量研究证明，人的长寿和战胜疾病的神奇武器，有时就是一种自身的精神力量。强大的精神支柱，不但能给人体提供许多新鲜而活跃的再生物质，增强人体的免疫力，有时还能激发出一种生命的再造功能，甚至使人起死回生，创造奇迹。

麦考尔不但神奇地活了下来，而且成了那时美国最有名的香水大王"麦考尔香水"家族的总裁。在他75岁的时候，还投资成立了美国的一家出版社"精神出版社"，专门出版论述精神一类的书籍，以鼓舞人们更精神地活在这个世上，他希望人们能以精神的力量与人间的种种不幸的病痛作斗争。

"意志——人类最为宝贵的财富。"这是麦考尔为美国一家康复医院的老人们题的字。同时也是他走遍世界留下的最为诚挚的一句告诫——你要想活得好，就请你打起精神来，因为这就是生命的配方！

人的一生有许多你要做的事，意志是极为重要的，成功与否只是在于你能否把信念与意志集合起来，任何你惧怕的东西也比不上你心中的意志，他的力量太大了，以至于你可以不在任何困难前低头，其实人生中的事也蛮唏嘘，但是坚持你的步伐就是你的意志，记住，这坚定的力量一定会支持你走向胜利。

读过杰克·伦敦的《热爱生命》的人应该都会记得那个在困境中与狼搏斗的人吧！他在极度虚脱的状态下——没有吃的，脚扭伤，膝盖在流血，长时间处于昏迷状态，不知道自己在做什么，前无援助，后有追兵——遇到一只病狼，而在他周围，到处都有野兽们啃过的骸骨。他就是在这种情况下，不断战胜恐惧，拖着扭伤的脚腕和血肉模糊的脚挣扎前行。他也做过多次的思想斗争，他甚至觉得自己的灵肉都要分离了，可是他的意志一直支撑着他，即使在他昏迷的时候，他的意志也支撑着他向他眼前的那片遥远的海爬去。

那是一种怎样的意志，才能让一个已濒临死亡的人苦苦地爬了几十英里路啊！

于是我感叹人的伟大，人的意志可以让他在绝境中重生，可以让他在痛苦中拥有理智，可以让他在突如其来的灾难中保持坚强和镇定。

我想起了发生在中国的一件事——几个民工误入了茫茫戈壁，没有水，没有食物，可是他们顽强地挺着，一步步地走出了戈壁。想象一下，在骄阳似火的戈壁滩上，他们只能喝尿，没有吃的，坚持着不倒下，因为他们知道，如果倒下了，就再也爬不起来了。我感动，我佩服！

这就是意志的力量，是人的任何力量都无法比拟的，即使人的最后一滴血流尽了，他的意志仍在。

我想，这就是人与动物的最大不同吧！

我对森田疗法所知不多，但从已有的肤浅认识中找到了一条改变情感世界的必由之路：意志——行动——情感。

好情感坏情感皆由此道而来。就一次情感产生过程而言，固有的或衍生的情感与意志相一致时，对行动起正作用力；反之，对行动起反作用力。由此看来，意志的力量只有大于固有情感和衍生情感的反作用力时，行动才能按意志的方向前进；不断的正向行动产生正向的情感积累所产生的正向作用力大于固有的和衍生的情感的反作用力时，再行动则不需要意志的力量了，这时已形成了新的习惯，不如此行动反而不自在了。

记得有本森田疗法小册子援引了儒家一句名言：习以成性。中国还有句老话：禀性难移。这两句话加起来，习以为常的言行和思维模式造就了难以改变的性格。之所以难改，就是因为性格是众多同向情感叠加起来的，对其反向意志具有巨大的排斥力，任何反向的行动都难以进行。所以，不少人一进入成年，便一支曲子弹到底了。但难移并不是不能移，重在反向意志的力量足够大。

三军可以夺帅，匹夫不可夺志。人人都可以有不屈的意志和自控能力，只要通过艰苦的磨炼。我们不要违背情感规律去空想能有控制情感的意志，而是要在顺其自然、为所当为的实践中磨炼自己的意志，控制自己的行动沿着有利于自己有利于他人的方向进行。也只有这样，才能在助人助己的过程中不断满足自己不同层次的需求，同时产生不断强烈的良性情感，进而培养出良好的行动和思维习惯，使自己脱离愁绪和苦恼的深渊。

心理因素对癌症病人的影响十分巨大。

目前，尽管癌症的奥秘还有待进一步揭示，但有一点却可以明确，即它与心理因素关系密切。心理因素既可以致癌，也可以抑癌；既可加速癌症的恶化，也能使癌症病人奇迹般好转。已经肯定的是，内向、忧郁、压抑、将悲伤、怨恨强咽在心中，属于经常性负性情绪的人，最易患癌症。而性格坚强、豁达开朗的人即使患了癌症，也比性格内向、忧郁、压抑的人康复得快。

我国著名人口学家马寅初91岁高龄时，被确诊为直肠癌。从文献上看，凡年过80岁的老人就不宜做手术，可马寅初不向癌症屈服，坚持要求做手术。医院做不了主，只好上报中央，经周恩来总理同意，先后进行两次手术，均获得成功，这打破了医学文献上耄耋之年不能动手术的纪录，古今中外实属罕见。马寅初手术后康复得很好，一直活到1982年5月逝世，终年100岁。马寅初不仅是学术上的明星，而且也是抗癌明星。他坚持真理，乐观豪爽，不向癌症屈服，这是他健康长寿的精神支柱。

一位著名的肿瘤专家说，对于一位身患癌症的病人而言，"最可怕的不是癌症本身，而是我们对于癌症的恐惧和沮丧，是完全失掉的生活勇气。一旦这样，癌魔夺走生命的时刻就指日可待了"。这话足以令人深思。

许多著名医生也为我们提供了如何利用癌症患者强烈的求生欲望为其治病的可借鉴经验。

对癌症患者的护理，要根据患者的性格特点和不同时期的心理特点，有针对性地开展护理。

癌症病人的心理特征一般会历经以下四个阶段：

怀疑否认期。患者突然得知确诊为癌症，企图以否认的心理方式来达到心理平衡，怀疑医生的诊断错误或检查上的错误。

愤怒发泄期。否认之后，病人常会出现强烈的愤怒和悲痛，由于疾病来得突然，自觉症状明显，病人没有足够的思想准备，因而往往产生紧张及焦虑。有的病人病情重，害怕疾病恶化，表现出急躁情绪，病人对反复检查及大大改善缺乏耐心，感到对世间的一切都有无限的愤怒和不平，有被生活遗弃、被命运捉弄的感觉。并把这种愤怒向周围的人发泄。如常借故各种理由表现出愤怒和嫉妒,常常与亲人、医护人员发生吵闹,事事感到不如意,不顺眼,还会认为所有人都对他不起,委屈了他。同进以怕周围人遗弃他。表现这些心理行为的如大声喧哗,百般抱怨,愤愤不平,这种情绪持续不定,会消耗病人战胜疾病与正常生活的精力。

悲伤抑郁期。当病人在大大改善或休养过程中,想到自己还未完成的工作和事业,想到亲人及子女的生活、前途和家中的一切而自己又不能顾及时,便会从内心深处产生难以言状的痛楚和悲伤。再加上疼痛的折磨,用药难受,常反复发作,药物疗效差,病人对疾病的发生、发展和预后均有不同程度的了解,往往对疾病的恢复缺乏信心,则进一步转化为绝望,从而产生轻生的念头,一旦产生了这种心理之后,就可能采取各种手段过早结束自己的生命。

情感升华期。也有许多癌症患者虽有多种心理矛盾,但最终能认识到现实是无法改变的,惧怕死亡是无用的,而能以平静的心情面对现实,生活得更充实更有价值,在短暂有限的时间里,实现自己的愿望和理想,这就是升华,升华为积极的心理防范反应,病人把消极的心理转为积极的效应,以使心理通过代偿来达到平衡。病人在积极的心理状态下,不但心理平衡,而且身体状态也会随心理状态的改变朝好的方面发展。

除创造安静、舒适、良好的修养大大改善环境和提高病人同病魔作斗争的积极性外,还应了解病人真实的心理状态,及时了解病人心理变化,以便为病人做好思想工作,让病人正确对待疾病,树立战胜疾病的信心,增强病人战胜病患的信念。

6. 活用心理剧，能诱发患者自发改善心脏病

什么是心理剧

心理剧是由莫雷诺在20世纪20年代创立的，它是由来访者将自己的心理问题通过表演的方式展示给治疗师，表达出自己的内心感受，从中培养、提高自己的洞察力，借此走出困境，实现自我整合和人际关系和谐。

在这方面工作了20余年的龚鉥博士说："它是一种集体思维治疗方式，观众也是演员，演员也是观众，他们通过舞台，演出心里的东西，不管是过去、现在还是未来都可以演出来。演出没有剧本，所谓的导演则完全顺着演员走，目的在帮助参与者宣泄情绪，让他们感受到支持、温暖与爱。"

心理剧以其参与性、自创性、体验性、直观性、启发性和回味性的特点，开始成为一种独具魅力的思维治疗方法，日益得到发展和推广。

精神病理学家莫雷诺1921年首先在维也纳他的精神治疗中心采用心理剧疗法。四年后他去了美国，开始传播这一方法。他在1959年指出：心理剧的目标是诱发患者的自发行为，以便直接观察他的病情。

顾名思义，心理剧是一种可以使患者的感情得以发泄从而达到改善效果的戏剧。通过扮演某一角色，患者可以体会角色的情感与思想，从而改变自己以前的行为习惯。在心理剧中，患者可以扮演自己家中的一位成员、一个老相识、一个陌生人或者专家。剧情可以是一般的内容（离婚、母子冲突、家庭纠纷等），也可以是与患者的实际情况相近似的内容。在舞台上，患者所扮演的角色，其思想感情与平日的自己不同，他可以体验角色内心的酸甜苦辣，可以成为患者理想或幻觉

的化身。专家可以在一旁指导，也可与患者一道表演。观众则为患者鼓掌助兴。

心理剧可以用于心理失常的儿童、青少年、老人，也可以用于弱智者、精神病患者和罪犯。有的工厂为了达到训练、教育工人的目的也常采用这种方法。对精神病患者来讲，第一个角色可以是他幻觉或错觉中的人物，日后逐渐地接近现实中的人物。它的真实目的是将人的负面能量转移到有序状态，从而达到改善目的。

有这样一部分人，整天想着这儿不舒服，那儿不得劲，时间久了就真的生病了，去了多家医院治疗，都没有效果。莫雷诺建议这样的患者：最好将病忘掉，从心里彻底忘掉！天天想自己的病就等于给病加能量，病也就会一天一天加重。如果你不想了，就等于不加反能量了。如果忘不掉疾病、天天想病，等于天天将能量信息变为反能量加到疾病上，会加重疾病！

日本脑科学家研究证明，人在发怒时所发出的意识能量通过水后，结果就变成了仅次于毒蛇的毒汁，能将三只小白鼠杀死！反之，如果这个人将它变成爱心能量，就能救三个病人。所以说爱心诚心的力量是巨大的！平心静心的力量也是不可思议的。经常观想、心平气和的人，讲话时会发出一种良性和谐能量，让人感到舒服。

莫雷诺博士曾经说，心理剧乃是人类社会的缩影。根据学者代顿为心理剧下的定义：心理剧是一种治疗方式，是随着人们进入他们的内在现实，让他们描述、并以他们看到的情形去运作。透过戏剧行动，做心理剧的人将长期埋藏的情境带到表面，以释放情绪压力。他透过分享、支持与接纳创造一个能掌控的环境，然后就让心灵的自然疗愈之力量与情绪上的自我继续运作。

换言之，心理剧提供一个安全的场所及一群可以信任的成员，在经过心理剧导演催化下，允许成员探索心灵深处的一些情结。

心理剧与一般团体咨询最大的不同是成员不是仅用口诉说，他必须走向表演台创出情境再现、必须自己搭出场景、找成员扮演某些角色，也就是让自己有机会再回到当时的情形。如此，莫雷诺博士强调以下几个基本观点：

再创内心情境：心理剧犹如一条桥梁可以让成员将内在与外在的现实互通，而得到平衡与和谐。通常，每个人心中都有一些想说却永远没机会说的话、想做却一直无机会做的事，无论是生气的、懊悔的、感恩的、或困惑的情境时时萦绕心头，尤其是某些极难忘的经验，例如恋爱分手、对父母的不谅解、或生离死别等人生历程。

这些较引起情绪化的事物，会妨碍我们的心境，久而久之甚或酿成身心病。但在心理剧中我们可以重现这些事件，让我们能将想说的话说出、想表现的行为直接表现出来，以达到内心的平静、抚平遗憾。而透过心理剧将内心的世界具体化、立体化后，主角可以有机会揣摩别人对该事的感受或想法，因此，产生新的领悟与了解，如此或可打开心灵僵局、人际情结。

尊重主角的现实性：心理剧允许主角从不同的角度或方式重新经历某些事件或心境。无论主角对某个事件的看法或叙述是否正确，必须尊重这是主角的反应与想法，导演或任何成员应该随着主角的心意帮助他完成这出戏。

由于主角可以掌控心理剧的场地、时间与所要呈现的剧情，在这样安全的情境下，透过一些心理剧技巧，使主角能确实感受到该事件对他所造成的影响，也让自己能省视当时真实的情绪感受，可以帮助主角跳脱对过去的情结，将希望寄予现在与将来。

自发性：莫雷诺博士当初别出一格创立心理剧，就是不赞同当代的戏剧对演员有许多不必要的限制，使演员只是在演戏。以专业的技巧演出一出别人写好的剧本，但却缺乏一种自然自在的精神。

莫雷诺博士说：自发性是在当下、现时、当场发生的；它触发个人对一个新的情境做出适当的反应，或是对一个旧的情境做出新的反应。

代顿提及心理剧将自发性分为三大类型：不适当的粗浅反应，或谓之病理的自发性；有正当反应但无新鲜感与创造性，或谓之刻板的自发性；适当的反应且具有新鲜感与创造性或谓之天才型的自发性。

毋庸置疑，莫雷诺博士希望心理剧能激发每位成员的天才型的自发性。因为绝大多数的人在日常生活中只会对环境做出习惯性的反应，但那是例行公事，缺乏生气与活力，更缺乏创意。

例如时下的许多商店的店员被训练用欢迎光临招呼每一位进门的顾客，初时，大家觉得很新鲜，但是久而久之，店员只是习惯性说这句话，这就属于刻板的自发性，顾客亦未感受到店员的热情。

至于病理的自发性则是一些人对某些事物之反常响应。

例如忧郁病患者对任何事皆是消极、负面的想法，长此以往，只会加重自己的病情、与周遭的人越来越格格不入。天才型的自发性是对环境的再度认知后，所产生的一种创意回应，但是仍极适当、自然，且为周遭带来活力与热情。即如前例，一位具有天才型的自发性之店员，除了照常例说：欢迎光临！之外，他可能会再加一句：先生您早！之类更能散发其服务的热诚与真心之言行。

心理剧的基本要素

一般而言，心理剧必须具备六项基本要素：导演、主角、舞台、替身、辅角与观众。以下大略叙述此六个要素在心理剧中的运作要领。

导演：心理剧导演即是治疗师。这位治疗师必须具有深厚的心理学及心理剧导演学识。在北美及一些欧洲国家皆有训练心理剧导演之中心，且有一定的训练制度，大概皆以莫雷诺博士之理论与技巧为主。学员必须一一完成各个阶段的考试，方能得到美国心理学会所颁发的心理剧导演证书。

导演在心理剧中，并非如一般电影或戏剧导演那样权威，指示所有演员演出他所想要的效果。相反的，心理剧导演仅是协助主角处理他的问题，是主角想要创造的情境，而非依导演的意愿去创作的。因此，导演必须拥有咨询师同理、宽容、深度了解问题的能力，但同时，他也能自如地运用心理剧的技巧导引主角将其问题以演剧的方式顺畅地呈现出来。

根据哲卡·莫雷诺与她的同仁对一位好的心理剧导演所标示的标准看来，这位导演非但得具有一般心理师的洞察力、耐心、坦诚、热情等特质，他更需要有勇气、好奇心、活力、创造力、想象力、胆识去协助主角、了解主角、并能察觉主角内心的世界、或挣扎的症结，而将其情绪或思考过程顺势带到现场，使主角能在安全的氛围中，尽情检视他的障碍，找到宣泄的出口，进而激发力量去重新思考问题、找到解决的方法。

主角：主角是心理剧里最重要的元素，所有其他的元素都是随着主角之指示或要求而跟着主角进入他所想要的心理剧当中。

从以上的诠释以及莫雷诺博士对心理剧的理念来看，主角必须是自发自动、有一种敢于揭示自我内心的欲望，即如古希腊罗马戏剧中的主角般，他是有能力面对一切磨难，一一承受所有的侮辱、失败，但是仍然重视生命的价值。

舞台：莫雷诺博士的一句名言是：有舞台就够了。在心理剧中，一个舞台可以将过去、未来与现实的感受融合在一起，可以让主角如幻似真、自由地悠游在他所创造的天地当中。心理剧的舞台并非像一般的剧场那样讲究，但是为了要让成员有演剧的激动与现场感，还是需要区隔舞台与观众之间的空间，如此，当导演带领主角踏入舞台空间的刹那，主角将立刻感到自己即将踏入自己的心灵世界，这是颇有催化作用的。

心理剧的舞台布置与场景亦全靠主角去搭建，当然这需要视情形而定，或导演可以准备一些道具供主角选用。这些道具基本上仅只是象征性的，通常几张椅子、桌子，一些各种尺寸、不同色彩的布等小对象即可发挥极丰富的想象力。

替身：这个角色是莫雷诺博士所独创。依据莫雷诺博士的理论，每个人皆有内在的感受、一个内在的小孩。当一个人孤独或无人可诉时，会怎么办？可能就是与自己对话。以下节录一段莫雷诺博士提出他为主角创造一个替身的说法：

在心理剧舞台上你会看到什么？譬如你可能看到一位有着心理问题的人。这个人的心理问题严重到连沟通都极困难，护士无法与她讲话、医生也无法沟通。于是你就可以采取以下的方式导演心理剧：你带着这位成员（假设是美美），你和她说，你可能与你的父母、兄弟、姊妹皆无联络。你也和你的丈夫、或任何人都失去联络，但是，假设你可以就和你自己说话。假设你可以和一位最亲近你、最了解你的人说话。假如我们能为你制造一个你的替身，然后你就拥有一位你可以向她说话的人，你可以与她一块儿行动，因为你们属于彼此。

简言之，替身之产生是由于莫雷诺博士时常处理一些棘手的个案，他们各有其怪异的思路，通常不为一般人所了解。因此，莫雷诺博士创造出替身一角，作为导演与主角、或主角与其他成员之间的沟通管道。另一个理由是莫雷诺博士在训练学员时，为了要学员们能进入主角的内心深处而采用了替身技巧。但是是否必须要用替身得依导演的偏好与主角的需求而定。哲卡·莫雷诺就表示她本身不习惯使用替身，因此她导戏时往往就略去这个角色。

辅角：辅角可以分广义与狭义两种解释。广义地说，所有团体成员，除了主角与替身以外皆是辅角，包括由主角所选出的所有角色与在旁观看的成员皆是。狭义的说法则是仅指出来参加演出的成员。

辅角可能是每次心理剧中皆需要的角色，其功用即是烘托主角的现实感，让主角能与当事人再度对话。由于辅角是由主角在团体成员中挑选的，主角亦是用其角度诠释其特征或行为，担任辅角的成员必须用专注、同理的态度去配合当时的情境、甚或激发主角内心对此情境的挣扎与矛盾。

有时，辅角的角色可能过于复杂、或过于艰难，被挑选出来的成员可以婉拒演出该角色，或者，导演可以用布偶或其他方式表现。无论如何，辅角之演出是遵循主角之感受与意见，让主角能在他所创造的场景中去澄清他的问题或思绪。

观众：所谓心理剧中的观众，则是指所有参加的成员。这些成员若在一出心理剧中未担任任何角色，则成为观众。观众通常在心理剧进行时仅默默地注视眼前的演出。但是在心理剧完成后，这些人可以与主角分享他们的感想、或与主角对话，如此可以帮助主角了解他并不孤单、也让主角能从自我的情境中跳出，重新走回现实。观众对主角的支持与同理，是支持主角重生的一股力量，亦是让主角省思整个情境的动力。

心理剧的主要技巧

布纳特纳曾列举12个使用频率最高的技巧：角色互换、替身、中断行动、重演、旁白、雕塑、镜观、空椅、多重角色的我、独白、角色训练、超现实场景。但是，由于莫雷诺博士强调原创性与自发性，其实导演可以随时随着剧情的需要创造适当的技巧。事实上，心理剧发展迄今，已和其他的思维改善技巧相辅相成，发展出为数可观的技巧了。由于篇幅所限，在此仅介绍四种常用的技巧。

一是角色交换：这应是心理剧最基本的技巧了。大概每次的心理剧都会用到。尤其是一开始主角在选辅角与替身时，主角必须示范其辅角与替身之说话与举动的特点，好让成员立刻进入所要饰演的角色。此外，导演时常采用此技术以让主角体悟辅角的心理过程，亦是导引主角以他人的观点阐释问题。

二是镜观技巧：在某些情境中，主角可能一直很困惑、情绪挣扎、无法自拔或是一再陷入类似的状况，此时，导演可以将主角带出场景，使他跳脱原来的境况、而让替身与辅角重复这些情境，如此可让主角有机会以旁观者的角度去观看整个心灵挣扎的过程、或紊乱的情境，以激发主角重新诠释这个情境，进而产生新的领悟。这就是镜观技巧。

三是雕塑技巧：这是从社会计量技巧中发展出来的。通常，这技巧是让主角将他与家庭中成员之关系以雕塑的方法表现出来。例如，某成员可能将他放在父母之间，然后将其他成员排在他的后面、或背向父母等，而这些成员彼此之间的距离皆不同，或许他大哥与家人之间的距离最远，每个成员的姿势亦由主角摆布，一切完成后，即可让主角陈述整个雕塑的意义，以及对每位成员的感受、甚或与成员对话，由此即可演出一出心理剧。

四是空椅子技巧：有时可以利用一张空椅子放在舞台中间，让每位成员将其空椅子想象为一位他想诉说的对象，而展开对话，如此空椅子即是一个辅角。例如，治疗师希望每一位成员都有机会上来对他生命中的某个人说几句感恩的话时，这空椅子即可代表每位成员心中的那位人士。

心理剧对身心健康的调节作用

以笔者的经验，心理剧在某些时候的确能让人有很难以忘怀的体验，且其过程时时发人深省，而其情节也时常会令人反复思维，是一种非常强力激烈的心理康复法。

2007年10月26日，在彩虹中心的精心筹划下，我与几十位社工及志愿者一起，在浦东市民中心小会场，有幸亲眼看见、亲身感受到了一回心理剧。

那天午后1时30分，经导演王南简单介绍心理剧起源后，心理剧正式拉开了神秘的面纱。

王导说，现在让我们站起来，找个不认识的人，眼睛看着对方眼睛，介绍自己吧。正当我有点不知所措的时候，身旁一个女孩落落大方地对我说："你好，我是华东理工大学社会工作系的大一新生……"哦，原来，要想认识一个陌生人是那么的容易，我就在这瞬间，读到了一个全新的眼神里，透露出来的是坦然与真诚，两颗陌生的心一下子拉进了距离，与陌生人作交流，竟然是那么的简单，这是我从来没有过的经历。

接着，我们又在导演的引导下，闭上双眼，想象着手中的钥匙，可以开关什么样的门。我的思绪，顿时飞出了身躯包裹的灵魂，感觉到，我打开的是一扇将来的门，我看见的是一片美丽的世外桃源，但我无论如何也不愿关闭过去的心门，因为我过去走过的路，不管是曲折也好，不管是荣耀也罢，都是我的财富。相反，我隐隐约约看见了曾经有过的抱怨，在逐渐淡去，而隐含在心的恐惧，已然被眼前宽阔、美丽的世界所包容。这就是心理剧要告诉我的东西吗？我不置可否。

这时，那个陌生的女孩，拉住了我的手。我忍不住跟随着陌生的手，开始移动自己的身躯，慢慢地，我接受起她的控制，心甘情愿地跟着她，走进了一个更加陌生的境地。此时，在我心底有一个自己在对我说，陌生的环境，我们谁没有去过？跟上潮流，踏准节奏，去接受人生的挑战，找份工作，在领导面前低下头来，随遇而安，赚份薪水，养家糊口，享受生活，这不正是一件幸福的事吗？我的心顿时随之豁然开朗。

接下来，我放松全身的戒备，听从导演的诱导，用意念从头至脚扫描一遍，没有感觉到身子上的病痛，反而依稀觉得有一只可爱的小白兔跳上了我的左肩，一条不知名的蛇游上了我的右肩。小白兔在对我说，不要害怕，过去的不快已经消失，你打败了一个心存恶性的人。那蛇也在对我说，我的邪恶你不要躲避，勇敢面对，我就是你的朋友。

我一惊，生出些许冷汗，忍不住询问导演，我为什么会听见与小白兔和蛇说的话？导演对我说："小白兔和蛇，其实都是你自己的替身，是你矛盾的另一面，你是在与自己对话。心理剧的初衷，就是想引导人们，在没有人帮助的情况下，能够自我调节心理问题，从而培养自己融入生活中，有一个好的心态，和一个与人沟通、交流的方法。"哦，原来是这样，我对心理剧的无知，至此终于有了答案。

心理剧，其实不是剧，不过是解答心中的困惑，抚平心头的沧桑，梳理内心的烦躁，调节身心健康的一种游戏。它是在告诉我一个道理，那便是，我们在生活中，总有跨不尽的坎，每当自己在委屈、无助或茫然的时候，不妨学会与己对话，换位思考，那么我们还会有什么烦恼挣脱不开呢！

第五章

想通了，人生更美好

1. 闭关观想，能医治事业困境病

"闭关观想"是武侠小说里寂寞高手所做的事情，科技帝国里的武林高手比尔·盖茨每年都会做两次这样的事情：远离尘嚣七天，在一片浓密的雪松林旁的临水别墅中，凝神思考科技业的未来，然后把所思所想传遍整个微软帝国。

一个人，要想出成果，是一定需要适度"闭关观想"的，一定要耐得住寂寞。"自古英雄多寂寞"，许多人误解了这句话的真正含义。

一谈到"闭关观想"，人们就自然想到，在深山古洞里打坐，足不出户，不食人间烟火的苦修者景象，人们的思维模式把"闭关观想"四字定位了。

我们都听说过达摩闭关观想的故事。

达摩原是古印度香至国的一位王子，后出家在佛教嫡脉27代传人般若多罗尊者门下开悟，北魏时，航海来到中国，先应梁武帝邀请至建康，话不投机，又渡江至"嵩山少林寺，面壁而坐，终日默然，人莫之测，谓之壁观婆罗门"。

嵩山少林寺五乳峰中峰的上部，离峰顶不远处有个天然石洞，洞高三米，长约两丈，洞口向阳敞开，冬暖夏凉。达摩来到少林寺后，就把这个天然石洞当作他修性坐禅的地方。相传达摩在这个石洞里，整日面对石壁，盘膝静坐，不说法，不持律，在思想深处苦心练魔。"洞内静若无人，万籁俱寂，入定后，连飞鸟也不知道这里有人，竟在达摩的肩膀上筑起巢穴来。"日复一日，年复一年，从公元527到公元536，整整面壁九年，开创阴阳龟息行气法，为修炼气功和少林武术作出了不可磨灭的贡献，成为佛教史上的美谈。九年后，当达摩离开石洞的时候，他坐禅面对的石头上，竟留下了一个达摩面壁姿态的形象，衣褶纹隐约可见，宛如一幅淡色的水墨画像，人们把这块石头称为"达摩面壁石"，直到今日，遗址犹存。无独有偶，达摩祖师面壁的身影竟然穿越千年时空，呈现在了一块长江卵石上，难道这就是佛教所说的六道轮回！清立《面壁石》诗云：一石独亭亭，中藏初祖形。千年神气在，何用著丹青。

后在他在嵩山少林传播禅法。他首开禅宗，被称为禅宗初祖。达摩后被尊为中国禅宗的东土祖师。

面壁又称壁观，是达摩祖师禅的主要内容之一。达摩曾有一偈概括面壁的精义："外止诸缘，内心无喘；心如墙壁，可以入道。"相传达摩面壁十年（一说九年），身影透入石中，谓之"影石"。后用面壁指专心一意地参悟。如宋代刘克庄《题小室》诗："近来弟子俱行脚，谁畔山僧面壁参？"独处不语，也称面壁。

所谓面壁就是闭关观想，就是心思专注一境，使心如石壁，禁绝世俗杂念侵入，达到心虚灵空的无我境地。心即是佛，佛即是心，调心养性是禅宗修行大法。

闭关观想，是指一个人在僻静处独修的概念，从开天辟地有修炼者起，就有无数闭关观想的人，有的一闭就三年五载，有的一闭几十年光阴，飞逝而去。可是，闭关观想，能不能让众多的修道者受益呢！能，不可否认，但是，真正闭关观想得道者，可谓"凤毛麟角"，人生短暂，不能因闭关观想方法不当而耽误自己的修行。

闭关观想，当然不是什么都不做，只是给自己设了限，不做以前常做的，却做自己想做的而没有去做的。很多人的生命程序，是少年求学，青年求职，中年求财，到了结婚生子，成家立室，乃至子女成才之路，事业有成之后，正要放下自在，享受人生之际，却已日暮黄昏，年纪大了。行动，已然不便；欲求，已然不强烈；顾忌，已愈来愈多；健康，已差强人意。

　　这时候才想放歌于高山之巅，怀古于丝绸之路，赏月于杨柳之岸，扬鞭于骠骑之间，恐怕已要一个司机驾车两个看护三个保镖探路四个儿孙照顾了。本来放下是轻松，却变成了别人的负担。自在虽写意，却成为他人的牵累。本来是很有趣味的事，但在不适当的时机做，很可能就成了你的无趣，人家的乏味了。

　　钱钟书做学问有个"三不原则"，一是不见一些不三不四的人，怕浪费时间；二是不谈一些不咸不淡的话，怕没有主题和作用；三是不干一些可干可不干的课题，怕做事没有层次。

　　这世上，大凡有所成就的人，都善于独立思考，都善于静处。因为"非宁静无以致远"。在此，我们再来看一看比尔·盖茨是如何通过闭关观想来实行他的静处，来加大集中力度的。

　　比尔·盖茨，他的闭关观想实行"十不"原则：不应酬、不上网、不通电、不求闻达、不公开露面、不出任职衔，另外，尽可能不通信、不受访、避免结识新朋友。一般而言，算实行得相当彻底。有人评价道，盖茨每年两次的"闭关观想"意义非凡，不但会影响微软的前景，也能勾画整个科技业的未来。为期一周的潜心修炼能为科技行业找出几个新领域，为微软开拓几个上百万人的新市场点亮一盏明灯。

　　微软TabletPC、种种更安全的软件、开创网络游戏业务等等构想都是在盖茨"闭关观想"这一周勾勒成形的。

　　然而，在这栋隔绝的别墅的7天里，比尔·盖茨到底干了些什么？却是微软公司的绝密档案，无人能知。

　　2005年，在开始"闭关观想"数年后，比尔·盖茨终于同意在隐居之地破天荒招待一名《华尔街日报》记者。透过受邀记者的观察，我们窥视到盖茨在这年春天里的这7天的部分行踪——

第五章　想通了，人生更美好

闭关观想前两个月

盖茨的技术助理亚历克斯·古纳里斯（AlexGounares）从微软各处收集报告，从中遴选出他认为值得一看的报告供盖茨审阅。微软内部各个部门任何级别的员工都可以提交报告，把自己的想法告诉盖茨。

闭关观想前一天

盖茨乘坐一架直升机，或者水上飞机抵达闭关观想的地方，一座看似普通的两层结构的小木屋，临水而建，四周宁静优雅，室内井然有序，一间不大的卧室供盖茨起居之用。

第一天

早上醒来后，盖茨并不下床，而是待在床上浏览微软工程师、高级管理人员和产品经理们的各色报告，在报告封面上草草写些摘要。他常常不吃早餐，穿上袜子就急匆匆上楼继续审阅报告。只有午餐和晚餐的时候他才下楼，在餐桌旁一边看报纸一边吃饭。

开始审阅报告后，盖茨就在为第二天的进度担心。他说，"我工作非常努力，甚至每天工作24小时"，但只看了几十份报告。他看完的报告中，有一份题为《Xenon之书》，详细讨论了微软下一代游戏机Xenon的开发计划，以及微软未来20年游戏机业务的发展战略，整整120页厚。

第二天

晚上，盖茨一直工作到午夜，觉得头昏脑涨。当他正在看一份题为《演讲合成》的报告，就开始声情并茂地大声读出报告中的词汇，比如"愤怒""无聊""有趣"等。"那已经是凌晨两点了，我开始有点犯傻了"，盖茨说。作为休息，盖茨会玩上5分钟每日网络桥牌游戏。

第三天

今天，盖茨从抵达后第一次穿上鞋，走出小屋，到湖边散步了半小时。尽管如此，他脑子里实际上还在思考技术问题。

第四天

闭关观想一周中的阅读和思考会让盖茨发出难以计数的电子邮件

和评语。看完一份报告引发的思考可能会通过一封电子邮件，传达给微软全球各地的数十名微软员工。直到凌晨，盖茨还在工作。阅读一份题为《我们能否扫除互联网蠕虫？》的报告后，他把对这份蠕虫报告的想法传遍了微软在世界各地的许多员工。一大早，盖茨就收到了远在英格兰剑桥的互联网蠕虫研究团队发回的邮件。

到第四天，盖茨已经读了56份报告，有几天曾连续工作18个小时。他的最高纪录是一周阅读了112份报告。傍晚，太阳渐渐落到湖的那一边，盖茨下决心睡前再看24份报告。"我睡得不错，所以今晚能工作到半夜两三点。"他说。这样，到周末他就能看完100份报告，给上百人发了电子邮件，写完了闭关观想周报告交高级管理层研读。

第八日之后

结束闭关观想，盖茨重返日常工作的轨道，紧接其后的几周他召开了一连串的会议，把他在闭关观想期间的种种想法传播到微软各处。

闭关的观想有如瑜伽运动中的观想。盖茨每次在观想中都能得到许多上天的启示。

观想，并非仅仅是放松这么简单。放松只是简单地使身体和心情轻松休息下来；观想却是有意识地把注意力集中在某一点或想法上，在长时间反复练习下，使大脑进入更高的意识（类似禅的入定），最终达到天人合一的境界。

我们每个人都能够借由观想的方式来创造奇迹，不要把它认为是什么超能力，它是心理上本来就有的东西，而且是任何人都唾手可得的东西。

闭关观想和观想都是集中智慧的重点表现形式之一。

这说明了什么？当然是说明任何人都应惜时如金，应集中精力干最值得干的事，盖茨深深知道，没有深度的聚焦，就不可能快出成果，出好成果。

当年，毛泽东对周恩来下命令，中国必须以最快的速度搞出原子弹。周恩来于是亲自点将，集中了中国顶级的科学家，实行封闭式管理，不许与外界包括家属通信通话，不许请假，不许干任何无关于原子弹开发的事。

一干就是几年，当然是有相当难度的。正因为高度聚焦，没几年，中国第一颗原子弹的蘑菇云终于飘在大西北荒无人烟的沙漠上升空了。

史玉柱失败后，又开发了一个脑白金产品，他此时已没有资金做广告，只能带着十几个铁杆亲自上阵，几个月的艰苦推动工作，流下的汗水是可想而知的。

说了这么多，其实只在说一个问题，集中的程度是与产出成正比的，越集中就越能出成果出成绩，相反，越不集中，就很难出成绩。

在此，这句话里有一个集中"程度"问题，这个"程度"二字其实是包涵很广的，它包括如下可能性，如广度集中、速度集中、角度集中、密度集中、持久集中，等等，在此我不一一展开，这些更深入的问题将在后文中有详细讲解。

总而言之，做一件事若不能调动一切可以调的力量，若不在那件事上深入地做文章，你是难以有所作为的。只要每天积极地观想，生命的奇迹就会发生！

2. 如入美妙胜地想，能医治人际关系病

当然，并不是只有那些性命攸关的疾病才可以用观想来改善。事实上，无论是什么样病症，不管是肉体症状还是精神症状，都可以用观想来进行改善。观想是一种出色的减压法，对情绪方面的问题也有疗效，如人际关系不好之类的问题也可以借助观想法来解决。

已有研究表明愤怒对心血管健康极为不利，领导者必须学会控制

愤怒情绪，站在别人的立场上考虑问题。而大脑图像学研究也发现，观想能够帮助人们强化驾驭自己情绪的能力。

多次成功创业的企业家、Hubbl公司联合创始人阿坎纳·帕奇拉简分享了早年的领导经验。她说，她总希望事情按照自己的方式和时间发展，"我不想了解我的团队遇到了什么问题。只要他们达不到我的预期，我就很生气。多亏了观想，我变得更有耐心了。"阿坎纳说，"这改善了我与团队成员的关系，而且最重要的是，我得到了内心的平静。"

斯坦福大学医学院神经外科医生詹姆斯·多迪也非常推崇观想对情商的培养作用。他的一名同事开发出了一种先进的医疗设备，却在生产和销售过程中困难重重。多迪作为早期投资者出任了CEO。在与重要利益相关方的一次会议上，他接待了一位怒气冲冲、蛮不讲理的投资人，试着运用正念练习学到的同理心来做出回应。"我停下来，放缓呼吸，这能让我更好地倾听和理解，不仅理解他的处境，更要明白他的预期和需求，给出理性的回应。结果他不仅反过来支持我们，还成为我们公司的盟友。公司最终成功上市，市值13亿美元。"

你先想象自己身处一个安全的地方，这可以作为你练习观想的第一课。这种方法具有很好的抚慰和舒缓作用，疗效很出色。如果你定期进行这项练习，就会发现自己无论在何时何地都能仅凭回忆这幅画面就立刻恢复到镇定、冷静的状态中去。理想情况下，你应该选择在自己没什么压力的时候来进行最初几次的练习，这样有助于你构筑一个放松的氛围。此后，你就可以用这种练习来给精神排毒了！

找一个安静的地方，确保自己不会受到干扰。让自己保持一个舒服的姿势：你可以躺在地板上（如果觉得凉就盖一条毯子），也可以坐在一张舒适的椅子上。

轻轻地闭上眼睛，深入地呼吸。吸气的时候腹部向外推，呼气的时候腹部往里收。进入肺部的空气越多越好，有意识地让吸进来的空气充满肺部，一直到达肺的底部。

接下来，有意识地呼吸12次。每次吸气的时候，想象着自己同时也把放松与冷静吸入了体内。呼气的时候，想象着日常生活中的所有压力、紧张、焦虑与恼火也随之排出体外。

当你完成了12次呼吸之后，放松1分钟，感受一下自己的身体与心灵是多么的轻快与平静。

现在，想象一个美好的地方。在那里，你觉得无比安全与快乐。这个地方既可以是真实存在的温馨港湾，也可以是纯粹虚构的极品胜地。什么样的处所都可以，一间安逸的小屋，屋里有一张扶手椅，还有温暖的炉火；一个美丽的荒岛，暖暖的阳光沐浴着你的身体；一块斑斑驳驳的林间空地，周围是凉爽的森林。

让这个想象中的处所越逼真越好。在脑海中围绕这个处所好好探测一番，不光是用眼睛去看，还要用耳朵去听：听拍击的海浪，听啾啾的鸟鸣，听伐木的声音；用鼻子去闻：闻开胃菜的咸味，闻松树的树脂味，闻木材的燃烧味，闻咖啡的浓香味；用全身心去感受温暖的阳光照射在皮肤上的感觉、树皮的粗糙纹理所带来的独特触感以及双手拂过羊毛毯的那种细腻的纹路感。

这是一个内心平静、自我疗伤的地方。什么奇迹都有可能出现。所有的压力和紧张，所有的消极想法和病态想法都随着你的静坐而烟消云散。你感到自己的身体变得更轻盈、更柔软、更温暖、更平静。

接下来就该大大改善你的病痛、抚慰你的生活了。充分关注围绕心脏的部位。渐渐地，这个部位充满了光——具有医疗能力的神奇之光。感受着光线照遍全身。在这个过程中，你也许会觉得温暖，也许会觉得凉爽，还有可能会觉得些许刺痛。

这束神奇之光照遍了你体内每一处需要大大改善的地方，你的身体为之而反应，为之而改变。你想在这个美妙的地方停留多久就停留多久。你可以静静地观想一会儿，也可以安坐着享受这段放松的时光。

这个地方永远对你开放，你想什么时候来就什么时候来。

当你打算结束这段快乐之旅的时候，慢慢地让自己清醒过来，回到现实中。充分认识你所在的环境，认识到自己是躺在地板上还是坐在椅子上。开始移动自己的手指和脚趾，好好地做一个伸展运动。缓缓地睁开双眼，休息几分钟后再回到正常生活当中。

人际关系有障碍，会影响我们的工作、生活，甚至婚姻和家庭，好的人际关系让我们在很多事情上面事半功倍，坏的人际关系让我们在很多事情上面事倍功半。谁不想做个情商高受欢迎的人？但是有的时候我们明明知道却偏偏就是做不到。

想要好的人际关系，想要提高自己的情商，学习一些技巧只是表面的，很多时候，我们不是不知道与人相处的技巧，而是在更内在的地方，有些东西影响着我们正常的表达自己与人交往。

压力大的时候时，人们自顾不暇，哪里还顾得上什么同理心？工作表现也会受到影响。这个时候，观想有助于缓解情绪，增强与他人间的联系，甚至能让你成为更善良、更热情的人。

奇拉格·帕特是Amneal Pharmaceuticals公司的CEO，并荣获2011年度安永企业家。他说，是观想让他觉得自己与客户更紧密地联系在一起。"商场上维系客户关系，需要像对待家人一般，绝不仅仅是做生意那么简单。"他与同事和下属的关系也是如此。

3. 静静地想，能医治人生愚痴病

静是一切智慧的开端！不静，不可能有真智慧；不静，不可能有独特的见解；不静，不可能把握问题之根本。

古往今来的智者，无一不是从静定中获得大智慧，无一不是从静定中达到天人合一，无一不是从静中参透了世界的奥妙之所在。

"静定三昧"是百家立说之根基。不知静，必不能深入任何学说之奥妙；不修静，必不能得转乾坤于掌上之能量。因此，无论你在哪个行业，若要成就一番伟业，若想卓尔不群，那就得从"静"这个字入手。

不是我故弄玄虚，有历代大师的亲身感恒为证：

《易经》上说，"无思也，无为也，感而遂通天下之故。"

老子以致虚极，守静笃"为教"，以归根曰静，静曰复命，复命曰常，知常曰明，不知常，妄作，凶训。并强力主张"清静无为"，"清静为天下正"，"无欲以静，天下将身正"。他还说，"重为轻根，静为躁君"，"牝常以静胜牡"。所以他说，"胜天下之至动者以静，制天下之至变者以定。"静则自定，定则自静。

庄子更有"坐忘"和"心斋"之静定功夫。

《大学》中说："知止而后能定，定而后能静，静而后能安，安而后能虑，虑而后能得。"此一内圣外王心学，是孔子的儒家学说主张静学的最佳说教。

孟子也说过类似之话，"不动心"，"富贵不能淫，威武不能屈，贫贱不能移"，他显然也主张立德修业，内圣外王之功，均须由此一"静"字法门进入。

佛家则更强调静修功夫，天台宗的修止观，禅宗之修禅定，以及其他一切诸法，不以修静定为中心主旨，才能开悟成佛。《圆觉经》中说："诸菩萨取极静。由静力故，永断烦恼。"其戒定慧之学，都无非是以"静"为本。三藏十二部佛法，都不外乎以静字为入口。

《中庸》中说："未发之谓中，发而皆中节之谓和"，这个未发之时就是静。所以我常说，善恶是非生于动，人我利害生于动，能不动心，方为圣礼。圣人教人"静坐澄心""默观本性"，皆在收拾内内外外，于"寂然不动"中，性体自现，心体自明，虚灵自生，神光自耀。一了百了，一通百通。

《心经》开篇就说"观自在菩萨"，一个人要开悟，首先就得静现自我，就得认识自我，否则，就不可能明心见性。

古圣说："养心莫善于静。"静则无欲，无欲则刚；静则无念，无念则定。心无时不动，无时不外驰，无时不散乱，故孟子以"求放心"为教。

《清静经》中说："夫人神好清，而心扰之；人心好静，而欲牵之。常能遣其欲，而心自静，澄其心，而神自清。"没有"寂然不动"，就不可能达到"感而随通"。

另外，中国武术中的站桩，印度的瑜伽术，以及音乐艺术、绘画艺术、书法艺术、房中术、茶道等诸多行业的发展与完善，都莫不是从一静字入手。

诸葛亮说："淡泊以明志，宁静以致远。"若非深入道者，是不可能讲出这句话的。一个人淡泊宁静的品德，富贵不淫、贫贱不移、威武不屈的操守，以及毁誉不计、成败不忧、生死不变的气节，均须自静养中栽培出来。唯宁静才能澹泊，唯淡泊才能虚灵，唯虚灵才能致广大与极高明。

宋代大儒朱熹教人"半日读书，半日静坐"。

明代学者吕坤在其《呻吟语》里云："造化之精，性天之妙，唯静观者知之，唯静养者契之，难与纷扰者道。"

写《菜根谭》的洪应明说：从静中观物动，向闲中看人忙，才得超尘脱俗的趣味；遇忙处会偷闲，处闹中能取静，便是安身立命的功夫。

由此可知，静为百业之根，静为东方文化之根。由此可证"静学"之为用，小而施之于身心性命，身心则和谐；大而施之于家国天下，则无事不成。

静学有如下逻辑：解静→悟静→致静→证静→得静→恒静。

静看来是消极的，而实际上并不消极；看来是无用的，而实际是大用的。一切大智慧、大彻大悟、大机大用，都应从此"清虚灵明、寂然不动"中来。就成功卓越上来说，一切成事之道都得从静中来。自古以来，不少大事业家，尤其是大学问家、大思想家、大宗教家，无有不致力于静修的。

思考需要宁静。静思是一种冷思考，理与智的思考。宁静的超脱是经过不断思考而来，超脱不是绝俗，不食人间烟火，而是一种脱俗的精神境界，是思考的结晶。没有这份思考，思想的境界是不会升华的。

静思是一种享受，赵鑫珊先生说："而且还是一种最广大、最深沉和最自由的享受。"

田禾先生说："思考是对生活的沉思，思考能领悟人生的深度和生命的透彻，思考也是体悟生活领悟作品的一种至高的境界，思考能让人感觉艺术的崇高与美好，思考让人可以在困惑中找到一种新的感觉，找到一种新的幻想。"

记得叔本华在《哲学小品》中说过这样一句很值得玩味的话：思想家应当耳聋。这句话很能概括出安静对于一个人真正所思，有所悟者的重要性。

安静地沉思是对生活中每时每刻的经历保有清醒认识的一种方式。它可以包括集中注意力反思当前所处的状态。从而减轻身体的苦痛，使心境平静下来的任何活动。

安静地沉思是一种古老的方式，是许多东方宗教教义的中心内容。在西方世界里，许多人已经把它加在他们的精神实践中，或者他们通过放松、控制压力、学习健康和关心方面的课程而了解它。克里什南默迪在他的一本书中指出沉思就是集中注意力。这就是说，把注意力集中到任何活动上都可以称为沉思。

观察体内的感受，把注意力集中到呼吸或心跳这样生理学的一个方面上来——或是使用想象、按摩和放松运动——每一项都可被视为沉思的形式。同样，切菜、除草、唱歌、林中散步或是身体正经受的疼痛也可以算作沉思。无论是在进行哪种活动，把活动变成沉思的是你对所发生的活动的意识。

练习安静沉思的方法很多，其中包括默祷、超然观想、佛教的坐禅等等。一些方法是利用反复默念一个字或词，另一些则是大声歌唱。沉思默想时，一个人有可能纹丝不动地坐在那里；也有可能四处走动，甚至手舞足蹈，大喊大叫。有的可能是双目紧闭，有的则是注视着一朵花或别的物体。

安静沉思的目的不尽相同。有的可能引导练习者感受宇宙万物存在的一体，进而发现真实的自我或是感受契机；有的试图使心境平和，把思绪从一般意识流的恍惚状态中拉回来；有的则鼓励我们在观察时，任思绪飞扬。

尽管技巧的名称略有差异，但其目的大体相同，都有助于放松。通过提供一种拒绝大脑理性解决问题这一功能的方式，沉思为你打开了通向创造性和本能自我的道路。触及本能自我时，你会对内心世界有很深的感受。沉思并不意味着需要躲开你注意到的事物或对它置之不理，躲避意识到的任何思想感情或身体感受都是毫无道理的，尤其你觉得它使你不愉快不舒服。沉思练习使你可以通过任何感受的细节来集中精力，使意识变得清晰并使自己得到放松。

由于令人不快的思想感情和感受对人的影响是显而易见的，它们就相当容易成为沉思的焦点。这种沉思本身就是属于你的，因而你不必专门为了沉思而把这些现象定位。你所注意到的就是这些现象的详细情况，注意力集中即为沉思。

在沉思中，如果你感受到了令人不快的思想感情和感受，你可以再稍微多做一会儿练习并从中得到一些启示。通过集中注意力和领悟，你就可以采取行动而不只做出反应。你可以控制住自己，并能做出相应的决定。

你不会因为只受到外部不适意的刺激的冲击就接受了它。沉思空间包围了每一种思想、感情、感受和行动的冲动。这使得你可以稍微"后退"一点儿，更仔细地检查每一种身心现象。

在这种情况下，你可以把问题看得很深。你明白你并不等于你的思想、感情、感受和冲动。虽然它们确实强有力地存在着，但只是你的一部分。它们不能限定你，因为在你们的关系中你拥有选择权。

通过沉思练习，你会逐渐意识到你参与到了身体、心境、情感和灵魂的王国中。沉思使得你能够注意到并详尽地描述出视觉、听觉、话语、行动、思想感情、经历以及记忆的感受。沉思可以使你触及自我的日常各个方面和你的最深属性。

沉思也可以协助你从自身来寻找解决过去存在的问题的信息和见解。你可以在沉思中触及记忆、形象、思想、感情和感受问题。若想解决与此相关的心理问题，你则需要更加仔细地检查它们。

安静沉思可以应用到生活的许多方面。你可以用它来创造安静的内心世界，从而慢慢观察你以及你周围的世界。沉思可以使你逐渐意识到你的紧张和焦躁不安的情绪，并学会如何消除掉。即使在你周围的环境混乱不堪时，你仍可以更巧妙地将放松的时间延至更长。

正如前面说过的，注意力集中可以把任何时候的任何活动转化为沉思的经历。以下练习要求你将注意力集中到电子石英钟的数字变化、你在镜中的反映以及你身体周围的空间上。

你可以试一试：

坐下来，对着石英钟，慢慢地深呼吸来放松一下，把注意力集中到你的身体上。现在，目不转睛地注视着表上显示的数字，尽量一下子记住这些数字，而不是一个数字一个数字地记。

在让转移注意力的思想、感受和声音消失时，眼睛要始终盯住这些数字。如果你在胡思乱想，你就看不到这些数字，从而错过了这一分钟一分钟的变化。思路回转时，你的注意力又会重新集中在钟的数字上。

这个练习是以分钟为单位的。在最初的一分钟内，你会觉得时间相当漫长。但随着练习的增多，你会发现时间的流逝在加快。一旦在十到二十分钟内对数字的变化仍能保持清醒的认识，你就会更富有洞察力，而且保持十分清晰的思路。随着时间的流逝，你会对自己更有把握。在必须做决定时，你会感到所受压力在减少，从而显得更加自信。

通过这个练习，你可以学会用自己的眼睛看外部世界，你的注意力会更集中。你会了解到真实的你，而不仅仅是你通过他人的眼睛看到的自己。这种沉思有助于你从新的角度认清自己。

坐在镜子前，照镜子时看清自己。注意从镜子中观察你的眼睛。你看到了什么？其中包含着生命的活力吗？自问："我在照镜子还是镜子在看我？"

现在，双目闭合一会儿。做几次缓慢的深呼吸。睁开双眼，目光下移，注视自己的身体。感受接触椅子的身体部位的肌肉所承受的压力。继续感觉时，重新抬头照镜子。你看到了什么？再次自问："我在照镜子还是镜子在看我？"

当你默默问自己这个问题时，继续目不转睛地注视在镜子中看到的双眼。开始时，你可能无法说出是你在注视着镜子还是镜子里的映像在注视着你。然而，如果坚持下去，你最后将会弄清楚真相。你会感到焦点迅速地改变。起先你感觉仿佛是你从镜子里向外注视着房间里坐在椅子上的这个人。如果你继续将注意力集中在镜子的映像上，过一会儿，你会突然意识到方向变了。现在，你注意到你是通过自己的眼睛来看镜中的映像，仿佛那是个陌生人。那向外注视你的眼神不见了。

当你可以很熟练地用眼睛来观察周围的一切时，你就会懂得如何在任何时候都能集中全部注意力。你看问题的眼光将会更深更广，从而使你能够利用最全面的信息来做决定。

这种沉思教你把注意力集中到物体周围的空间上，而非物体本身。它有助于你感受自己在宇宙中的位置。先做几次缓慢的深呼吸，然后放松眼、口、鼻以及前额四周的肌肉。

现在，对你整个身体的范围有一个清醒的认识：从头到脚，从前到后，从左到右，感觉你被四周的空间包围着。

把手放在眼前离面部有30厘米的距离上，注视指尖一分钟。慢慢地将手指从视线中移开，放到身体的两侧或大腿上。做此动作时，眼睛不要离开刚才指尖所处的位置。注意身体在空间的感觉。慢慢地把手指移回到原来的位置上，然后向面部移进几英寸远。全神贯注于手指在空间的新位置。然后慢慢移开，继续关注新近空出的空间。重复这些步骤，直到手指几乎要触及鼻子。你注意到身体在空间有什么变化吗？

重复几次这个练习，直到你感觉不是自动地转动眼睛去盯住一个物体，而是可以全神贯注于它。

现在把眼睛闭一会儿。想象眼球得到放松并占据整个前额的空间。想象整个前额就是一只巨眼，你是用这只巨眼来看事物的。慢慢地睁开眼睛，用整个前额看外部世界。当你把注意力集中在前额四周时，让双眼保持放松。为了提醒眼睛该往哪儿看，你可能需要把手指移到面前，然后再拿开。注意观察身体在空间的感觉有什么变化。通过这一练习，你可以对空间的身体有一个清醒的认识，你会变成宇宙的中心。

以上各种技巧有助于你放松并发现身体所蕴藏的智慧，你会对自身及周围环境有一个非常清醒的认识。你会参与各项活动，并从中获得更为清醒的认识。思维可以更清晰，经历的感情可以更真实，身体的感受可以更灵敏。在放松的状态下，你可以灵敏、耐心、清楚地觉察到所有这些身心现象并参与其中。

想象自己将双手拢成杯状，捧起一把五颜六色的落叶。这些树叶代表的是你对某位朋友、同事、家人或是某种形势的复杂感觉。想象一阵风吹过，将所有的树叶吹落，在你脚边散落开来。矛盾消失了，现在你完全可以自由地重新开始。

4. 充满自信地想，能迅速医治人生自卑病

观想是一种有益身心的修行，你可以通过观想来给自己的身心带来积极的影响。观想是一种有关意识的脑部活动。你可以通过观想，深入自己的内心去探寻灵魂，并与之对话，从而加深自我认识。

你也可以借助观想来建立自信、感受自豪。当你身处逆境的时候，你可以练习这种自信观想法。当然，你得尽可能地为自己多预留一点时间。

第一步：跟其他观想法一样，你要先给自己选择一个舒服的坐姿或者站姿。检查一下身体的各个部位，确保没有累积任何压力。跟着自己的呼吸温柔地放松一会儿。

第二步：现在，想象着自己进入到那个逆境当中。和现实所不同的是，现在的你完全能够应付所有的困难情况。让自己处于一个积极的状态之中，姿态是挺拔的、自信的，目光接触既轻松又坚定。你的样子看起来棒极了！

第三步：接下来，想象着自己按照最理想的方式处理那个逆境。你的所有措施都是正确合理的，你能够以自己所希望的方式完美地表达出该说的话。人们无不为你折服，你能听到他们对你的小声赞叹。他们会热烈鼓掌，要不就是佩服地拍拍你的后背。

第四步：如果你在任何时候都觉得要想象出这样的场景挺困难，那么你可以想象一下自己最欣赏的英雄人物在面对这种艰难处境时会怎样去应对。他们会怎么做呢？然后你就可以把他们的做法想象成你自己的做法。

将全过程重复几遍，直到你觉得自信满满为止。

总之，经过静坐瑜伽观想，从各类喧嚣邪念中脱身而出，进到瑜伽形态。由此开端，在全部瑜伽的锻炼中在潜认识中记住本身实行瑜伽练习的目的是为了进步本身的功能力，在性爱中更沉着，更自信。

具体操作如下：

坐在垫子上，左脚脚心贴在右大腿内侧，右脚脚心反方向贴在左小腿外侧。

调节身体重心，双腿尽量平铺在地板上，竖立腰背，微收下颚，并尽量向上拉伸颈部。

双手的拇指和食指相抵，其他三个手指蜷缩抓紧，把双手放在膝上，掌心朝上。

手臂、肩部坚持抓紧，闭双眼，用鼻子做深呼吸。

呼吸时身体坐直，眼神抓紧，渐渐吸气。吸气时腹部随之鼓起。觉得腹部吸满空气后，闭气片刻，渐渐呼出，腹部随之慢慢内缩，觉得整个排净空气。

此姿态要求背一直坚持挺直，不能下塌，假如感到背部很难一直坚持挺直形态，可将一块叠好的毛巾垫在尾椎骨处，给腰部以支撑。

目的：经过改变腰胯部位，活动身体腰部和腹部部位的器官并刺激内分泌腺，对胰脏、肾脏、卵巢、睾丸有极大的好处。一同加强血液循环，间接有助于增长肌肉的柔韧性、灵敏性以及性爱活动中的耐久性。

另外，也可以通过观想改善注意力，增加自信。

你是否有时会被一些琐碎的小事烦得焦头烂额？大脑常常喜欢把

小问题放大成大麻烦。观想能够帮我们摆脱这个烦恼,让我们学会活在当下而不是为过去或者未来担心。通过观想,我们可以不再担心虚无缥缈的事,拥有看得更加全面深远的能力。

研究发现,在完成为期八周的观想训练课程后,被要求集中注意力时,使用观想的实验对象比没有使用观想的实验对象能更好地调整脑电波。因为观想可以改善人脑的很多能力,包括快速调整脑波阻止走神。

阿尔法脑电波对于如触摸、观感和声音等大脑皮层的感知起着重要作用。它可以减少大脑分神,帮助我们不受干扰地专注于一件事。阿尔法脑波是由感觉皮层细胞产生的电流形成的,观想者可以控制思维,从而提高对指定皮层细胞的管控力。

有一项研究表明,观想可以使自己变得越来越美丽。

这种方法的奥妙在于心理可对生理产生作用。在观想时大脑会产生一种激素,使你的遗传因子根据观想对象的不同不断地进行调整,使你控制肌肉、软组织甚至骨骼形态的信息码发生相应变化,使你变得更加美丽和自信。另外,还有研究表明,进行观想的人大脑额叶的左半部更为活跃,这说明他们处于更加积极乐观的状态中。因此,胆小、悲观的女性进行观想能让自己的生活变得更加从容、有希望,在面对异性的时候也可更加自信。

5. 忘我地想,能迅速医治烦恼痛苦病

观想是获得快乐与喜悦的简单方法。

所谓的观想,就是停止知性和理性的大脑皮质作用,而使自律神经呈现活络状态。简单说就是停止意识对外的一切活动,而达到"忘我之境"的一种心灵自律行为。这不是要消失意识,而是在意识十分

清醒的状态下，让潜在意识的活动更加敏锐与活跃，进而与另一次元的宇宙意识波动相连接。

宇宙本身充满着波动，波动即是资讯，充满着未知的构想。借由观想开启右脑的人，能够自由自在地使用宇宙的资讯与构想。人类的脑，受到天体星球运动的支配，是宇宙的一部分，而且具备着和所有波动同频道的机能。如同收音机一样，调对了频率，就能清晰地接收到讯息一般，观想就是调整自己与宇宙波动的一个方式。

观想原本是宗教活动中的一种修心行为，如禅修、瑜伽、气功等，但现今已被运用在许多心灵活动的课程中。以研究超导体而获得诺贝尔物理学奖的英国人布莱恩·佐瑟夫，也是养成借由观想收取心灵讯息的人，他曾说过："以观想开启直觉，可获得发明的启示。"

虽说是观想，但其方法很多不胜枚举。有坐禅的观想，也有站立姿势的观想，甚或舞蹈式的观想。还有，祈祷也是观想，读经或念诵题目也是观想的一种。如果采用不合乎自己的观想法时，不但有痛苦，而且更是白费心力，最后只有带来身心的疲劳。凡是可以达到"无"心，也就是能够停止低我意识（左脑意识）的活动，任何一种观想法都可以，也是对其人的最正确观想法。不过，这种合乎自己的观想法只能靠自己的感性来判断，别无他法。

另外，《脑内革命》作者春山茂雄认为，看部喜欢的电影、听听最喜欢的音乐（古典、爵士）或是兴奋的计划自己的未来，都可以算是观想的方式。

观想可使得新皮质熟睡，藉由旧皮质的功能，提高我们潜在意识的力量。为了进入观想状态，我们必须使全身的肌肉、细胞，以及血液循环等作用都缓慢下来，只要是任何能使身心感觉舒适的方法都可以。

根据科学的实验证明，当你进入观想状态时，大脑的活动会呈现出规律的脑波（参考 α 脑波说明），此时支配知性与理性思考的脑部新皮质作用就会受到抑制，而支配动物性本能和自我意志且无法加以控制的自律神经，以及负责调整荷尔蒙的脑干与脑丘下部的作用，都会变得活性化。

观想可以让我们的左脑平静下来，让意识听听右脑的声音，这样我们的脑波会自然地转成α波。当脑波呈现为α脑波时（特别是中间α脑波），想象力、创造力与灵感便会源源不断地涌出，此外对于事物的判断力、理解力都会大幅提升，同时身心会呈现安定、愉快、心旷神怡的感觉。

观想是一个很简单的过程。世上大多数人不知道什么是观想。他们以为花钱买一张曼陀罗，然后坐在椅子上15分钟，这就是观想。有些人觉得上YogiBhajan的课程，学习观想，那就是观想。人们对观想有各种各样的看法。但是他们不知道什么是真正的观想。观想是一个过程。任何一段平静的时间，一般在黎明前的清晨（黎明后，太阳的力量，光线的能量，过于分散，很难控制头脑），你会惊讶于很短的时间里，很多念头朝你而来——那些你不想触及的，X射线般的，丑陋的，愤怒的，各种各样的念头。如果你就让这些念头经过，这就是观想。所有这些想法在你生命中那一刻经过，就不会进入你的潜意识，它们不会再来打扰你。这个清理思绪的过程，或不在你的潜意识里丢下念头的过程，被称作观想。

击打念头

很多人吃得太多变得肥胖，想节食，但是他们做不到，因为头脑不受控制。你读了很多书，但什么都没记住，头脑不被你控制。观想性的心智是一种纯粹、美好的生命状态。我要与你们讨论如何迅速培养观想性的心智。当你试图控制你的头脑时，许多负面的想法朝你而来。现在，负的就像这个符号：(－)。如果你从中间切割它，变成了什么？正的：(＋)。所以我们使用曼陀罗，正向声音的思想。当念头袭击你时，如果那个曼陀罗正在被重复，减号就变成加号了。就是说，唱诵把事情变得正向，而且很容易获得效益。这是切断时间。

　　试验证明，三分钟内那些念头就会冒出来。有时它们持续地打扰你，达半个小时。但是，如果你保持身体不动，头脑安静这就是观想性的心智的基础或开始。它是一个单纯的身体的过程。不需要任何曼陀罗。不需要任何老师，不需要任何技术，除了你静坐的地方要舒适，你的身体姿势要保持直立。一旦你的头脑开始变得安静，没有念头，你会觉得很惬意，这种舒适的感觉我都无法描述。我能告诉你的是它非常舒服，你希望不断地一次一次地这样做。但是开始，你做不了很长时间。逐渐地，当舒适度增强，击打念头的过程变得越来越短。

曼陀罗

　　一些心理学家说如果你只唱诵"一，一，一，"是会起作用的。这可以达到一定目的，但不是很大的目的。你必须通过一个曼陀罗，理想化你的"Isht"，"Isht"指你非常崇敬的对象。一个基督徒崇拜耶稣基督，他可以唱"耶稣基督，耶稣基督"。这可以是他的曼陀罗。没什么问题。曼陀罗，其带来的心念振动，必须可以调频你的潜意识。不是什么都可以作曼陀罗，不是每个人都可以制造一个曼陀罗。但是如果这个词可以调频进入心念的潜意识水平，它就是那个人崇拜的最崇高的词语，它就是那个人最好的曼陀罗。

　　为什么曼陀罗起作用？因为曼陀罗对你永远是未知的。以前我问某人："你的曼陀罗是什么意思？"他说："没意思。"我问他这么说是什么意思。他说："我不知道，我得到了它，我为它付了钱，给我的。我已经唱诵了8年。"我问："你喜欢它吗？"他说："喜欢。"我问："它给你带来了什么？"他说："我不知道。但是我喜欢它。"这个人很天真，尽管不知道曼陀罗的意思或带给他什么，但是他对它的崇敬如此强大,而在他心里留下特殊的印记,这就是他需要的全部。

直觉

它不只是用来谈论的,你能够体验它。如头脑被说成直觉,你要开发它,这是一种投资。就如你对头发,衣服和语言的投资。每当你想要什么答案时,你不需要征询谁,你要询问你的电脑。停下你"自己"。在那一刻,你的"你"会对你说。

你必须专注。利用头脑实现专注。头脑是你被赋予的一个工具。头脑不是你的主人,它用来服务于你。你创造了世界上各种东西,空调房,名车,电器,但是最大的电脑是你的头脑,你从来没有开发它。

根据瑜伽的科学,一旦头脑被开发为你所用,当你没有念头进来时,那一刻,你的头脑与你在一起。头脑什么时候不为你制造念头?不要创造念头,而是享受它。这是直觉的第一个阶段。

首先,头脑应该是空的,你应该享受它。它很舒适。你与舒适的头脑待一会儿。但你还不能停留太久。意思是,你要培养这个能力。如果你可以与头脑待5分钟,你已经让头脑为你运行了,这是开始。如果你可以与空的头脑待11分钟,你就能让头脑给你方向。如果你与它在一起15分钟,你可以用头脑运算生活中所有程序的结果。

生活不是所有的都相等。你必须适应头脑和身体的频率。我发现大多数人不知道他们的身体能承受多少,他们从未评估过。人们以为无论施与什么,身体都可以承受,那是错的。每个人有自己的能量,每个头脑有自己的频率。你必须把这两者合在一起,然后发现你是谁。这是生活得快乐的最简单的方法。

总之,观想,并非仅仅是放松这么简单。后者只是简单地使身体和心情放松休息下来;观想却是有意识地把注意力集中在某一点或想法上,在长时间反复练习下,使大脑进入更高的意识,最终达到天人合一的境界。"调息法"及"观想"是较高层次的瑜伽术,并不适宜自学,初学者必须先练习各个瑜伽姿势,待充分掌握后才可学习它们。此外,患有任何情绪病或精神科疾病的人士,更不可练习"调息法"或"观想",以免造成危险。简单而言,胡乱练习"调息法"或观想会对健康造成不少伤害。

6. 做一块梦想画板,能大大改善排斥一切的心病

我们都比自己所了解的,有着更多的力量和更大的可能性,观想,正是其中最伟大的力量之一。

所谓观想,就是视觉化。要充分运用你的眼睛,要让眼睛看到你的梦想。要想象你的愿望已经实现的状况,想象你正处于那种美妙的状态之中,让你的情感和感受都处于这种"愿望已经实现"的状态,充分地享受这种美感,真实地体会它,品味它,喜爱它。

科学家们做过一个有趣的实验:当你在心里"赛跑"的时候,你的肌肉实际上也在做着同样的运动,虽然你看不出来,但是肌肉的神经电脉冲和实际在跑道上跑步是一样的。

这到底是怎么回事?

因为意识并不能区别你是在真正做运动,还只是在意识里练习。你的意识处于什么状态,你的身体也会同样处于这种状态。当你观想的时候,当你在意识中播放那些图像的时候,一定要只专注于"最终结果"。

关于观想,有一个由大师亲自实践过的技巧,即将你所有的愿望,所有的梦想,所有想要达到的目标,做成拼版,贴在墙上,每天观看并观想,效果极佳。

国际级畅销书作家、讲师、企业顾问约翰·亚萨拉夫就讲了一个关于"梦想画板"的故事,从中我们能感受到观想力量的强大。

知道"吸引力法则"以后，我就想要付诸行动，看看到底会发生什么事情。我从1995年开始做"梦想画板"，凡我想要达到的目标，也就是我想要吸引的事情，比如车子、手表或梦中情人——我就将这些代表我想要的东西的照片贴在"想象画板"上。每天我坐在办公室里看着它们开始观想，并且真正进入已经获得它们的感觉状态中。

后来，我打算要搬家，我们把所有的家具和箱子放进了一个贮藏室。在接下来的5年时间里，我总共搬过3次家。最后在加州定居下来，买了这栋房子，并花一年时间进行了整修。然后把5年前那个贮藏室的东西都搬了过来。

一天早上，我的儿子奇南走进我的工作室，一个尘封5年的箱子就放在门口那儿，儿子坐在这个箱子上，并用两只脚后跟"咚咚"地踢着它。

我说："小甜心，别踢了好吗？我正在工作呢。"

他问："爸爸，箱子里装的是什么呢？"

我说："那是我的梦想画板。"

他又好奇地问："梦想画板是什么？"

我说："就是放置我所有目标的地方，我把我人生中想要达到的目标都贴在上面了。"

只有5岁半的儿子，当然不能理解，他用迷惑的目光看着我。于是我说："亲爱的，让我拿出来给你看看吧，这样你理解起来就很简单了。"

我把箱子打开，拿出我所有的梦想画板，其中有一张是我5年前观想的房子的照片。让人震惊的是，我们现在所住的房子正是那一栋，它不只是"看起来像"的房子——我真的买下了我梦想中的房子，还重新整修了一番，而我竟然都没有发觉，没有意识到它正是当年我梦想中的房子！

我看着那房子，开始忍不住哭了起来，眼泪流了出来，因为实在太激动了。

儿子问:"你为什么要哭呢?"

我说:"我终于了解吸引力法则是如何运作的了,我终于了解了观想的力量,我终于了解了我一生所读的书、做事所采用的方法、创建公司所运用的方式……这一切,用在我们家里也同样有效。"

一切真的太神奇了!决定好你想要什么,相信你能得到它,相信你理所当然地能够得到它,相信你所想的一切,对你来说,都是可能的,然后用你的眼睛,每天做几分钟观想:观想你已经拥有你想要的东西,你满心欢喜地处在那种已经拥有的感觉之中。你的人生,就会像约翰·亚萨拉夫梦想画板中的房子一样,魔术般的——成为现实。

想什么就像什么,你会成为你想得最多的那种人,你会成为你想的。所谓近朱者赤,近墨者黑,物以类聚,人以群分。

为什么成功学大师陈安之要叫人把目标写在纸上,天天过目,反复观想。他至今没有说出所以然。现在大家知道了吧,因为人的思维就是意念力,一种能作用于万事万物的能量。

你看过日本人江本胜发表的《水知道答案》吗,人脑发出的思维能量可以影响水的结晶,难道就不能影响地球大气和岩石圈吗,所以我们要想好事、看好事、想和谐、做和谐,社会才有和谐的基础。

我们意识排斥的反面,正是吸引力。前几年,《吸引力法则》畅销全世界,这本书的核心思想就是——观想与成功卓越。

注意力在哪里,心就在哪里;心在哪里,价值就在哪里。

吸引定律又称吸引力法则,由励志书籍《秘密》普及开来。吸引力是一种我们看不见的能量,一直引导着整个宇宙规律性的运转,正是因为它的作用,地球才能够在46亿年的时间里保持着运转的状态。太阳系乃至整个宇宙中,数以亿计的星球,都能相安无事地停留在各自的轨道上安分地运行。这样一种能量引导着宇宙中的每一样事物,也引导着我们的生活。

当你的思想专注于某一领域时，与这个领域相关的人、事、物就会特别吸引你的眼球。这就是"吸引定律"，其核心内容是：你的思想、你的感觉和你所面对的现实，他们之间从来都是一致的。正确地运用你的意识，就能将自己想要的东西吸引过来为你所用。在茫茫的宇宙中，万物之间是普遍联系的，这种联系用两个字来概括就是"吸引"。就像一块磁铁可以吸引另一块磁铁一样，这种吸引源于他们之间"类"的相同。

这一原则的工作原理是相似的吸引相似的。如果人感到兴奋、热情、激昂、愉快、欢乐、感激或者丰足，那么发射出的就是正面的能量。相反，如果感到烦躁、焦虑、压力、生气、愤恨或者悲伤，那么发射出的就是负面的能量。通过吸引力法则，宇宙对这两种振动都会做出热心的回应，它只是简单地回应人所发出的能量，并且回馈给人们更多相似的事物。

吸引力定律可以简单定义为"关注什么吸引什么"。也就是说，你最关注的事物往往最有可能出现在你的生活中。这个定律似乎不合常理——世上每个人都希望自己拥有健康、财富及充实的生活·那么他们都能过上幸福生活吗？

事实肯定不是这样的，但这不是说吸引力定律失效了。相反，如果我们真的专注于某事，那它发生的概率一定会大大提高。很多人之所以没有过上他们"希望"的美好生活，就是因为他们没有专注于拥有这些事物，而是专注在没有这些事物上！

这从另一个角度证明了吸引力定律的重要性——"关注什么吸引什么"。如果你能始终专注于自己如何获得健康，如何获得财富，如何获得快乐，你猜吸引力法则会给予你什么？猜对了——你的生活将充满希望——拥有一切的希望。

如果你渴望获得什么，那么请首先想象获得它之后的感受，这是你吸引它们的唯一途径。然后，你要让自己相信，你一定能拥有这一切，你也值得拥有这一切。最后，你要时刻都专注于上述积极的想法和感受。

这个想法是否太简单，不像真的？我只是想要拥有一辆新车，就会真的拥有它；只是想象自己在工作中得到了提拔，这好事就会真的发生？这令人很难相信，但却是真的：如果你能积极面对自己的生活，令人满意的生活就会真的降临到你的身上。

反之，如果你认为获得汽车、升职和令人满意的生活都是不可能的，根据吸引力定律，想想你会得到什么样的结果？完全正确——你就是得不到它们。

为了充分适应吸引力法则，以获得积极的结果，你必须将渴望的东西具体化，之后就要想象你拥有它之后的喜悦，并坚信你一定会得到它。就是这么简单。可是，我们活了几十岁，一直被教导"为我们的理想而努力"，我们无法相信除了努力工作，还有如此简单的办法能将理想变成现实。

不要误会，吸引力定律不是"魔法"。你不能妄想仅仅通过幻想就可以获得物质财富和个人成就，你还需要其他的方法，这些方法会帮助你获得你想要的。但是，如果你不清楚自己想要什么，或者不能始终专注在你想要的事物上，即使再努力工作也不能给你带来幸福的生活。

因此，你要清楚自己想要的是什么。当你能始终向外界释放积极情绪时，你就能获得积极的反馈。当然，做到这一点需要训练。但是，如果你不够专心，当机遇来敲你的门时，你也会错失良机。

你生活中所发生的所有事情，都是你自己吸引来的。是你头脑中所想象的图像吸引来的，那些事情都是你的思想导致的。不管你脑中想什么，你都会把它吸引过来。

理解吸引定律的最简单方法是你假设把自己当一个磁铁。我知道磁铁会吸磁铁。简单地说，吸引力的规律就是，清楚我们到底想要什么，从这一点起，我们开始召唤宇宙中这些伟大的定律，即吸引定律。你会成为你心里想得最多的那种人，你也会拥有你心里想得最多的东西。

但我们是在"思想"这个层次来讨论问题的。作为人类，我们要做的工作就是持续地思考我们想要的东西。

你在心中见到的，将会成为你手中得到的。

这个定律可以概括为：思想成为实物。

很多人不知道思想是有频率的。每种思想都有一个频率。我们可以测量这个思想。也就是说，如果你重复的思考一个想法或经常在脑海中想象它。例如，想象已经拥有某辆新车，或你已经拥有所需要的钱，或你正在创建你的公司，或找到了你的心灵伴侣；只要你在脑海中想象它们的样子，你就会把持续地发射对应的频率。

思想不断地发射这种带有磁性的信号，这个信号就会把相似的东西吸引回来。

吸引力法则可用8个关键字表达：同频共振，同质相吸！

第一步：让自己处于喜悦状态。

要充满喜悦地想着目标已经达成的景象！你就会启动吸引力法则！相反，如果你处于不好的情绪当中，也会吸引你不想要的事情到你的面前来，宇宙并不能分给你的结果是好是坏，它只给你想要的。你所想的，和你所感觉到的，和所呈现的现实，总是一致的。每一次都是如此，没有例外。

这个道理可能难以让你理解，可是一旦我们向它敞开自己（相信它），其结果是令人敬畏的。它意味着，不管你的思想已经在你的生活中造成什么影响，都可以被"回复"或"撤销"。

怎么快乐？"快乐地分享学习成果"。你一定是处于喜悦状态；你能分享，那是你内心认定你已经学会了一些东西，这样你会启动吸引力法则，吸引更多的成绩和成就到你的生命中！同学们也纷纷讨论了分享的好处。

分享过程中说明已经专注于自己想要的东西。越分享越快乐，越快乐越继续。让自己有成就感，处于喜悦状态。要和人分享就得先准备可分享的东西，在此过程中就会让自己在短期内迅速学到很多东西。分享让我感到成就感，让我有了更大的动力去学习，因为我想分享更多是一个不断强化自己所学的过程。

第二步：相信。

相信它已经是你的了。这不是作为物质形态的你的工作。宇宙会为你做这一步工作。所有的宇宙力量都在响应你所发起的思想。

"你的愿望就是我的命令"。宇宙会自行重组，使之变为现实。我们中的许多人从来都不让自己去"想要"我们真正想要的东西。因为我们不知道这到底是如何实现的。只要你稍微做点研究，你会发现很显然的，那些有所成就的人，之前也不知道该如何去做，他们只是知道自己要去做那件事。你不需要知道它会如何到来。你不需要知道宇宙会如何重组自己。你不知道"如何"，它会自己展现给你。你吸引了这个过程。

那么，我的朋友，你可能会说，那肯定是有什么地方出错了。因为，我知道在要求什么，那么我的东西呢？那么，我这样说，你要求了，你完成了第一个步骤，你不由自主地做到了。而宇宙也应答了，每次都是，没有例外。但还有另外一个步骤你必须理解。

这就是第三步，"接受"。

它意味着，你必须将自己处于一种和你要求的东西相一致的状态。当你和你想要的东西一致的时候，你会感觉美妙极了。这就是所谓的"着迷"，这就是"喜悦"，这就是"欣赏"，这就是"激情"的感觉。但是当你感到失望、恐惧和愤怒，这些都是说明你现在还没有和你所要求的东西相一致的信号。

因此，当你开始知道，你的感觉就是一切，并开始以思想的感觉来引导思想，一点一点地，你就会发现"感觉"在其中的地位，现在你和它一致了，它肯定会在你的经验中成为现实。当你幻想变成现实，你就可以建造更大更好的幻想。而这，我的朋友，就是创造的过程。

7. 有多美想多美，能改变身体瑕疵病

佛陀是观想的大师，他的相貌十分完美，但他的相貌其实并不是天生的，而是后天修炼出来的。在其修炼的方法中，观想是最主要的方法。

这种观想法，指的是通过建立相貌和性格模型，找出某种外貌所具有的性格特征，通过性格模拟和外貌观想，时间久了即可具备相似的容貌。其中最常见的是夫妻相，另外狗狗和主人相处时间久了，也会具备某种相似。

夫妻相是因为夫妻双方的生活习惯、饮食结构相同，时间久了，夫妻俩相同的面部肌肉得到锻炼，笑容和表情逐渐趋于一致，让原本有差异的两个外貌看起来也有了相似之处。要注意的是，在生理上，饮食、生活习惯的相同，会让两人患同一种疾病的概率大大增加，当然同时，让同一种疾病得到改善甚至治愈的概率也大大增加。

就拿减肥来说说吧，人类可透过观想的力量令自己心想事成，所以才会有德国心理学家的那本"用小脑来瘦身"的书。当然，这种"想"就可以瘦身的方法并不是平日的"想"，而是刻意的观想，通过右脑一些有利于调节情绪的信号，达到瘦身的目的，并且感觉非常快乐。

在生活节奏越来越快的年代，我们已经无暇停下来思考一下自己所需，更何况停下来观想，时间创造价值啊。但是，想要减肥的姐妹

们可要注意了，最近的一项研究表明，观想有助于减轻精神压力，能加速新陈代谢，从而使减肥加速。

专家们称，虽然迄今尚未弄清观想把改善信息由大脑传递到每个细胞的确切机制，但已有两点能肯定：一是对免疫系统的生命物质，能起良好的促进作用；二是让大脑指挥身体器官加快新陈代谢循环，从而使物质消耗的速度加快。

观想的简单方法是：背靠椅上，头部或靠或斜，顺其自然，闭目静思。所思所想应是往日的愉快事情，也可以是大自然美丽的风光、夏夜布满天空的繁星，或是湖中游弋的鸳鸯。这些安详的事物都能使神经得到放松。

观想的重点：多观想"魔鬼身材"的样子。

能拥有"魔鬼身材"的人只是百万分之一，基本上属于"魔鬼"，没凡人什么事儿，没有必要为此去折磨、虐待自己的身体，量身定做，因材施"练"才是正确的方式。在头脑中描绘出适合自己的理想体形，才能有的放矢，快速接近目标。

首先建立目标——收紧臀部还是减肥5公斤，然后想象出成功达到目的后的体形，锻炼时在头脑中时刻晃动的应该是这一形象。不要给自己设定过于完美的目标，你就是你，这样你才能充满信心，避免挫折感。如果打算减肥到怀孕之前的体重，或者希望重新穿起2年前喜欢的服装，不妨把"想当年"的照片贴在镜子、电脑或者冰箱上，让照片无处不在，时刻注视着你，激励你走向新的目标。

观想注意要点：

在观想时，你需要放松地躺着或坐着，深深地呼吸，随着每一次的呼吸，身体就放松一分。如果你感觉身体某部分依然紧张或疲倦，就呼吸到那个部位。

进行3次深呼吸，深深地呼气，将这一天的紧张和疲倦都赶出去。就这样，花几分钟的时间只注意自己的呼吸，赶走一切思绪，将身体完全地放松下来。

接着，每次吸气的时候都在心里对自己说"我的身体像少女一样年轻紧致"，每次呼气的时候说"我正在赶走所有废物和垃圾"。

然后，和自己身体的每一部分进行对话，从脚开始，逐渐往上移。同时，让所有压制部位的压力和紧张都随之而去。同样地与腿、腹、背、胸、胳膊和手，一直到肩膀、脖子、脸和头如此对话。如果在这个过程中，有任何别的思想或感觉来临，不要着急，重新将注意力集中在呼吸上。

为了达到更好的效果，观想前，不妨给自己泡杯花草茶。冲泡花草茶时，可以看见美丽的花朵或叶子在热水中复苏、伸展开来，而随着水温的不同，有些花草茶汤会展现不同的色彩；尤其注入热水时，所散发出的纯天然香气，让观想中的你更能舒畅身心。薰衣草、柠檬草和甘菊都是不错的选择。

想改变身体瑕疵，变得更健康更美好，便捷的做法，是和美好的事物在一起，自己就会变得美好。

附录 1

百岁寿星悟出的一句话长寿经

105岁寿星陈椿说:"我的长寿秘诀是可喜不大喜,可忧不大忧。"

将军寿星张学良说:"宽宏大量益长寿。"

105岁寿星向多本说:"甘于淡泊名利人长寿。"

百岁老人孙越琦说:"做事无愧于人,就心安理得,就可以活得长些。"

104岁寿星喻育之说:"广交良友,有益健康。"

百岁夫妻袁敦梓和毛惠琴说:"家庭和睦人长寿。"

123岁寿星玛丽亚·德卡尔莫·热罗米英说:"独身也是一种长寿之道。"

百岁寿星郎静山说:"从事创造性劳动者益健康。"

114岁寿星列舍保说:"我干一辈子农活,劳动使人长寿。"

137岁寿星吐地沙拉依说:"我的长寿秘诀是养身在动,养心在静,动静结合。"

内道功高师吴育青说:"我整个身心都放在习练内道功上。"

104岁寿星吴图南说:"我从9岁开始练太极拳。"

103岁寿星谢肇说:"每天早晨起床做手脚按摩可健身。"

103岁寿星冯阿凤说:"我的长寿秘诀是早早起、勤梳洗。每天梳头半小时。"

130岁寿星库尔亚克说:"我的长寿秘诀是早睡早起,起居有常。"

103岁寿星孙璇说:"我讲究食物搭配,荤素平衡,营养平衡。"

116岁寿星舒均和说:"粗茶淡饭人长寿。"

117岁寿星阿吾拉说:"我喜欢吃瓜果。"

百岁寿星孙墨佛说:"我喜欢吃大葱、大蒜。"

日本112岁寿星白滨若说:"我喜欢吃豆腐。"

109岁寿星李本善说:"我爱好读书,寓养生保健于读书之中。"

百岁寿星郭唯一说:"我喜欢音乐,音乐是生命的火花。"

119岁寿星买买提·托合提说:"吃得香甜,睡得安稳,所以我一个人活了两个人的寿命。"

百岁棋王谢侠逊说:"嗜棋者长寿。"

111岁寿星苏局仙说:"练书画能强身延寿。"

116岁寿星让·卡尔迈说:"钓鱼有益于身心健康。"

105岁寿星张门氏说:"我的长寿秘诀是喝茶。"

附录 2

赠送长寿老人悟出的32首养生诗

1. 快乐长寿

要是心情愉快，健康就会常在。

要是心境开朗，眼前一片光明。

要是经常知足，就会感到幸福。

要是不计名利，就会感到如意。

学会制造快乐，就会拥有幸福。

学会驱散烦恼，就会拥有健康。

2. 清字长寿歌

清白的一生德性好，清爽的一身勤洗澡。

清醒的头脑睡得早，清新的空气常晨跑。

清淡的饮食求温饱，清洁的房间多打扫。

清香的烟酒不沾好，清宁的环境无烦恼。

清心的生活情欲少，清亮的眼睛人未老。

3. "常"字歌

美好时光心常忆，美丽风景心常游。

舒心春酒心常饮，舒心诗歌心常吟。

宽怀知友心常聚，宽怀笑声心常开。

抒情琴声心常合，抒情民乐心常听。

4. "多"字歌

多吟风光明媚诗，多看林中鸟影轻。

多读悦情好文章，多听深山流水清。

多吃粗茶和淡饭,多与朝霞早操行。
多与儿孙拉家常,多与伴侣交真心。
多出户外伴阳光,多与长寿摆棋局。

5. 五字不老歌

人老心不老,勤动手足脑;
人老神不老,乐观精神好;
人老气不老,烦愁被吓跑;
人老志不老,奉献不能少;
人老情不老,相伴乐陶陶;
人老不服老,生活有目标;
人老不惧老,仍拣重担挑;
人老不摆老,学习永不骄;
人老不怕老,困难吓不倒;
人老不卖老,甘作一小草。

6. 知节歌

言语知节则愆失少,
举动知节则悔过少,
爱慕知节则营求少,
欢乐知节则祸败少,
饮食知节则疾病少。

7. 节欲歌

心神欲静胸怀欲开,
骨力欲动筋骨欲硬,
脊梁欲直肠胃欲净,

舌端欲卷脚跟欲定，
耳目欲清精魂欲正。

8. 养生歌

宠辱不惊，肝木自宁。
动静以敬，心火自定。
饮食有节，脾土不泄。
调息寡言，肺金自全。
恬淡寡欲，肾水自足。

9. 三七养生歌

吃饭：三分肚饥七分饱；
遇事：三分忧虑七分欢；
吃菜：三分咸度七分淡；
外出：三分坐车七分行；
饮食：三分荤菜七分素；
健身：三分娱乐七分练；
穿着：三分凉意七分暖；
交际：三分性急七分宽；
夫妻：三分相别七分伴；
情欲：三分欢乐七分免。

10. 安然歌

休干房间一单元，出也安然，入也安然；
布衣得暖胜丝绵，长也可穿，短也可穿；
粗茶淡饭饱三餐，早也香甜，晚也香甜；
几盆花草摆窗前，红也可观，绿也可观；

静时把卷谈书篇，学点先贤，记点格言；
褒善抨恶靠直观，词填一片，诗写一篇；
濡墨挥毫雅量宽，几笔远山，几笔幽兰；
洞箫六孔七音全，一曲愁遣，一曲兴添；
漫步当车莫停骖，今日半万，明日八千；
为人不被名利牵，不列仙班，也列仙班。

11. 一年歌

一年三百六十日，春夏秋冬各九十。
冬寒夏热最难当，寒则如刀热如炙。
春三秋九好温和，天气温和风雨多。
一年细算良辰少，况且难逢美景何？
美景良辰倘遭遇，又有赏心并乐事。
不烧高烛照芳尊，也是虚生在人世。
古人有言亦达哉，劝人秉烛夜游来。
春宵一刻千金价，我道千金买不回。

12. 和一世歌

拂意事多如意少，年华倏忽催人老。
人生行乐须及时，切莫蹉跎成懊恼。
晴和天气即良辰，明月娇花光景好。
荣枯各自有安排，月下花前且潦倒。
金殿蓬莱甚渺茫，三径优游乐不了。
眼前快活是良图，免得中年头白早。
迷途今是昨俱非，达人心里有分晓。
须知富贵不久长，梁园梓泽成荒草。
莫待白杨起悲风，愁多先用酒来扫。

13. 花下酌酒歌

九十春光一掷梭，花下酌酒且高歌。
枝上花开能几日，世上人生能几何？
昨朝花胜今朝好，今朝花落成秋草。
花前人是去年身，去年人比今年老。
今日花开又一枝，明日来看知是谁。
明年今日花开否，今日明年谁得知？
天时不测多风雨，人事难量多龃龉。
天时人事两不齐，莫把春光付流水。
好花虽种不常开，少年易老不重来。
人生不向花前醉，花笑人生也是呆。

14. 散诞歌

散诞即神仙，
快心宽宇宙。
衣虽粗，莫嫌厚，
且喜身暖风不透；
屋虽小，莫嫌旧，
且喜天阴雨不漏。
身安莫怨贫，
无病休嫌瘦。
有了一宿与三餐，
这等清福难消受。

15. 知福歌

小小房，低低屋，

粗粗衣，稀稀粥，
命该咬菜根，
莫想多食肉。
唯适意，怕甚的鬓斑斑？
但开怀，为甚的眉麈麈？
看上虽不如，比下当知足。
日食三餐，夜眠一宿。
随意家常，平安是福。
也不求荣，也不招辱。
待时守分，知机寡欲。
有大才必有大用，
有余德必有余禄。
乐善存心，
不欺不惑。
时时刻刻净灵台，
莫教秽污来浑浊。
算什么命，问什么卜？
欺人是祸，饶人是福。
若依斯言，神钦鬼服。

16. 十叟长寿歌

昔有行路人，海滨逢十叟。
年皆百岁余，精神加倍有。
诚心前拜求，何以得高寿？
一叟捻须曰：我不湎旨酒；
二叟笑莞尔：饭后百步走；
三叟整衣袖：服劳自动手；

四叟柱木杖：安步当车久；
五叟摩巨鼻：清气通窗牖；
六叟抚赤颊：沐日令颜黝；
七叟稳回旋：太极日月走；
八叟理短髮：早起亦早休；
九叟颔首频：未作私利求（淡泊甘蔬糗）；
十叟轩双眉：坦坦无忧愁。
善哉十叟词，妙诀一一剖；
若能遵以行，定卜登上寿。

17. 十寿歌

一要寿，横逆之来欢喜受；
二要寿，灵台密闭无情窦；
三要寿，艳舞娇歌屏左右；
四要寿，远离恩爱如仇寇；
五要寿，俭以保贫常守旧；
六要寿，平生莫谴双眉皱；
七要寿，浮名不与人争斗；
八要寿，以客忘费娱清昼；
九要寿，谨防坐卧风穿牖；
十要寿，断酒莫教滋味厚。

18. 知足歌

人生尽有福，人苦不知足。
思量事累苦，闲静便是福。
思量疾厄苦，健康便是福。
思量患难苦，平安便是福。

思量死亡苦，生存便是福。

思量奔波苦，居家便是福。

思量囚牢苦，守法便是福。

思量下愚苦，明理便是福。

莫谓我身不如人，

不如我者正繁多。

退步思量海洋阔，

眼前便见许多福。

人骑骏马我骑驴，

仔细思量叹不如。

待我回头看，还有推车汉。

知足第一富，无病第一利。

行善第一乐，善友第一亲。

19. 摄养诗

——龚廷贤

惜气存精更养神，少思寡欲勿劳心。

食惟半饱无兼味，酒止三分莫过频。

每把戏言多取笑，常含乐意莫生嗔，

炎凉变诈都休问，任我逍遥过百春。

20. 知足歌

知足歌，知足歌，栋垣何必要嵯峨？茅屋数椽蔽风雨，颇堪容膝且由他。君不见世间还有无家者，露处沙眠可奈何？请看破，莫求过，竹篱茅舍常知足，便是神仙安乐窝（咏居室）

知足歌，知足歌，田园何必苦谋多？只用平畴十数亩，或禾或菽自耕锄。君不见世间还有无田者，籽粒艰难可奈何？请看破，莫求过，

一犁春雨常知足,身伴闲云挂绿蓑。(咏田产)

知足歌,知足歌,衣裳何必用绫罗?布衣亦足遮身体,破袖胸中保太和。君不见世间还有无衣者,霜雪侵肌可奈何?请看破,莫求过,鹑衣百结常知足,胜佩朝臣待漏珂。(咏衣服)

知足歌,知足歌,盘餐何必美鱼鹅?蔬食菜羹聊适口,欣然一饱便吟哦。君不见世间还有无粮者,囊冷烟消可奈何?请看破,莫求过,粗茶淡饭常知足,鼓腹邀游仿太和。(咏饮食)

知足歌,知足歌,娶妻何必定娇娥?荆钗布裙知勤俭,黾勉同心乐更多。君不见世间还有无妻者,独宿孤眠可奈何?请看破,莫求过,妻房丑陋常知足,白首谐欢胜翠娥。(咏妻房)

知足歌,知足歌,养儿何必尽登科?当知有子万事足,虽然顽钝可磋磨。君不见世间还有无儿者,只影单形可奈何?请看破,莫求过,有儿绕膝常知足,切莫劳形作马骡。(咏子息)

21. 养生诗
——北宋著名思想家邵雍

爽口物多终作疾,
快心事过必为殃。
知君病后能服药,
不若病前能自防。

22. 养生要集
——唐·张湛

多思则神殆,
多念则志散,
多欲则损智,
多事则形疲。

23. 知命歌

扰扰浮生，待足何时足？

据现在随家丰俭，便堪龟缩。

得意浓时休进步，须防世事多反复。

枉教人白了少年头，空碌碌？

谁不愿黄金屋，谁不愿千钟粟？

算五行，不是这般题目。

枉使心机休计较，儿孙自有儿孙福。

又何须采药上蓬莱，但寡欲。

24. 续附·养生要诀

——明·胡文焕

戒暴怒以养其性，

少思虑以养其神，

省言语以养其气，

绝私念以养其心。

25. 高贤自咏

半间屋，六尺地，虽不庄严，却也精致。

蒲作团，布作被，日间可坐，夜间可睡。

灯一盏，香一炷，石磬数声，木鱼几击。

龛尝关，门尝闭，好人好参，恶人回避。

发不剃，肉不忌，道人心肠，儒家服制。

上无师，下无弟，不传钵，不立文字。

不参禅，不说偈，但无妄想，亦无妄意。

不贪荣，不贪利，无挂碍，无拘束，

了清静缘，作解脱计。
闲便来，忙便去，省闲非，省闲气，
也非庵，也非寺，
在家出家，在世出世，
此即上乘，此即三昧。
日复日，岁复岁，毕我这生，任我后裔。

26. 安贫咏

黄菜叶，白盐炒，只要撑得肚皮饱。
若因滋味妄贪求，须多俯仰增烦恼。
破衲头，无价宝，补上又补年年好。
盈箱满笼替人藏，何曾件件穿到老。
硬木床，铺软草。高枕无忧酣睡了。
锦衾绣褥不成眠，翻来覆去天已晚。
旧房屋，只要扫，及时修理便不倒。
近来多少好楼台，半成瓦砾生青草。

27. 邵尧夫养心歌

得岁月，延岁月，得欢悦，且欢悦。
万事乘除总在天，何必愁肠千万结？
放心宽，莫量窄，古今兴废如眉列。
金谷繁华眼底尘，淮阴事业锋头血。
陶潜篱畔菊花黄，范蠡湖边芦絮白。
临潼会上胆气雄，丹阳县里箫声绝。
时来顽铁有光辉，运退黄金无艳色。
逍遥且学圣贤心，到此方知滋味别。
粗衣淡饭足家常，养得浮生一世拙。

28. 醒迷歌

醒迷人，甘淡泊，茅屋布衣心便足。
布衣不破胜罗衣，茅屋不漏如瓦屋。
不求荣，不近辱，平心随分随时俗。
违却人间是与非，逢场作戏相欢逐。
也若毅，也若朴，一心正直无私曲。
终朝睡到日三竿，起来几碗黄斋粥。
吃一碗，唱一曲，自歌自在无拘束。
客来相顾奉清茶，客去还将猿马缚。
或弹丝，或品竹，总笑他人空碌碌。
南北奔驰为利名，为谁辛苦为谁蓄？
夫妻缘，儿女欲，雨里鲜花风里烛。
多少乌头送白头，多少老人为少哭。
满堂金，满堂玉，何曾买得无常足。
临危终觉一场空，只有孤身无伴束。
厚木棺，坚石椁，此身也向黄泉伏。
世上从无再活人，何须苦苦多劳碌。
张门田，李门屋，今日钱家明日陆。
桑田变海海为田，从来如此多反复。
识得破，万事足，惟有修行为己禄。
百般美玩眼前花，无虑无忧方是福。
时未来，眉莫皱，八字亨通有迟速。
甘罗十二受秦恩，太公八十食周禄。
笑阿房，叹金谷，古来兴废如棋局。
我今打破醒迷关，迷者欲醒须当读。

29. 安命歌

安命歌，安命歌，人生有命待如何？
也有画栋连云汉，也有蓬门施薜萝。
石崇昔日繁华谷，邵子当年安乐窝。
他的雕甍强似我，我的幽斋胜似他。
安命歌，歌也么歌。

安命歌，安命歌，人生有命待如何？
也有贵客飘朱绂，也有田翁扳绿蓑。
苏秦锦绣千层有，卜子悬鹑百结多。
他的轻裘强似我，我的粗衣胜似他。
安命歌，歌也么歌。

安命歌，安命歌，人生有命待如何？
也有筵开玳瑁席，也有尘封釜甑无。
何曾下箸千钱少，范子斋盐一味疏。
他的珍肴强似我，我的藜羹胜似他。
安命歌，歌也么歌。

安命歌，安命歌，人生有命待如何？
也有村汉盈千贯，也有才人没一蚨。
陶朱致富花添锦，蒙正挨贫灰拨炉。
他的朱提强似我，我的青灯胜似他。
安命歌，歌也么歌。

安命歌，安命歌，人生有命待如何？
也有早岁登黄甲，也有晚年钓碧波。
终军射策年方富，梁颢成名鬓已皤。
他的春华强似我，我的秋荣胜似他。
安命歌，歌也么歌。

安命歌，安命歌，人生有命待如何？

也有壮岁生麟趾，也有衰龄产凤雏。
燕山丹桂先秋发？合浦明珠老蚌多。
他的龙驹强似我，我的宁馨胜似他。
安命歌，歌也么歌。

30. 莫愁诗

世事茫茫无了期，何须苦苦用心机。寻些乐处酌杯酒，偷个闲时诵首诗。

放荡五湖思范蠡，纵横六国笑张仪。百年光景须臾事，日日追欢也是迟。

诸般得失总虚花，展放眉头莫自嗟。几朵鲜花除世虑，三杯美酒醉韶华。

徐行野径闲情惬，静坐茅斋逸趣嘉。分外不须多着意，惟将快乐当生涯。

衣食无亏便好休，人生在世一蜉蝣。陶朱不享千年富，韩信空成十大谋。

花落三春莺怨恨，菊开九月燕悲愁。闲居安静多清福，何必荣封万户侯。

也学如来也学仙，携樽随处乐陶然。人情只堪付一笑，世事须知无百年。

皓首难陪东阁宴，清风自足北窗眠。休将烦恼盘心思，急须嬉笑舞疯癫。

人生安分且逍遥，莫向明时叹不遭。赫赫有时还寂寂，闲闲到底胜劳劳。

一心似水唯平好，万事如棋不着高。王谢功名有遗恨，怎如颜性乐陶陶。

花甲之外乐余年，秃发留须半是禅。杖挂百钱村店里，手持一卷草堂前。

功名与我无干涉，事业随他别处牵。恼怒不生愁闷灭，饥来吃饭困来眠。

歌几回来笑几回，人生全要自开怀。百千万事应难了，五六十年容易来。

得一日闲闲一日，遇三杯饮饮三杯。焦愁恼怒都消散，免致浮躯气早衰。

六尺眼前安乐身，四时怎忍负良辰。温和天气春秋月，道义宾朋三五人。

量力杯盘随草具，开怀笑语任天真。细看如此清闲事，虽老何须更厌频。

为士幸而居盛世，住家况复在中都。虚名浮利非我有，绿水青山何处无。

胜游只宜寻美景，命俦须是选吾徒。快乐原是闲人事，况与偷闲事更殊。

得失乘除总在天，机关用尽也徒然。人心不足蛇吞象，世事到头螂捕蝉。

无药可延卿相寿，百钱难买子孙贤。家常安分随缘过，便是逍遥快乐仙。

穿几多来吃几多，何须苦苦受奔波。财过北斗成何用，位列三公做什么。

眼底浮云轻似纸，天边飞兔疾如梭。而今痴梦才呼醒，急享茅底快乐窝。

举世不忘浑不了，寄身谁识等浮沤。谋生尽作千年计，公道还当一死休。

西下夕阳难把手，东流逝水绝回头。世人不解苍天意，空令身心夜半愁。

一寸光阴不轻抛，徒为百计苦虚劳。观生如客岂能久，信死有期安可逃。

绿鬓易凋愁渐改，黄金虽富铸难牢。从今莫着惺惺眼，沉醉何妨枕曲糟。

人生在世数蜉蝣，转眼乌头换白头。百岁光阴能有几，一场扯淡没来由。

当年楚汉今何在，昔日萧曹尽已休。遇饮酒时须饮酒，青山偏会笑人愁。

31. 憨山大师劝世文

红尘白浪两茫茫，忍辱柔和是妙方。
到处随缘延岁月，终身安分度时光。
休将自己心田昧，莫把他人过失扬。
谨慎应酬无懊恼，耐烦做事好商量。
从来硬弩弦先断，每见刚刀口易伤。
惹祸只因闲口舌，招愆多为狠心肠。
是非不必争人我，彼此何须论长短。
世界由来多缺陷，幻躯焉得免无常？
吃些亏处原无碍，退让三分也无妨。
春日才看杨柳绿，秋风又见菊花黄。
荣华终是三更梦，富贵还同九月霜。
老病死生谁替得？酸甜苦辣自承当。
人从巧计夸伶俐，天自从容定主张。
谄曲贪嗔堕地狱，公平正直即天堂。
麝因香重身先死，蚕为丝多命早亡。
一剂养神平胃散，两盅和气二陈汤。
生前枉费心千万，死后空持手一双。

悲欢离合朝朝闹,富贵穷通日日忙。
休得争强来斗胜,百年浑是戏文章。
顷刻一声锣鼓歇,不知何处是家乡。

32. 顺治皇帝归山歌

天下丛林饭似山,衣钵到处任君餐。
黄金白玉非为贵,唯有袈裟披最难。
朕乃大地山河主,忧国忧民事转烦。
百年三万六千日,不及僧家半日闲。
悔恨当初一念差,黄袍换去紫袈裟。
吾本西方一衲子,因何流落帝王家。
未曾生我谁是我,生我之时我是谁?
长大成人方是我,合眼朦胧又是谁?
兔走乌飞东复西,为人切莫用心机。
百年世事三更梦,万里乾坤一局棋。
禹疏九河汤代夏,秦吞六国汉登基。
古来多少英雄将,南北山上卧土泥。
来时欢喜去时悲,空在人间走一回。
不如不来也不去,也无欢喜也无悲。
每日清闲自己知,红尘之事若相离。
口中吃得清和味,身上常披百衲衣。
五湖四海为上客,逍遥佛殿任君栖。
莫当出家容易得,只缘累代种根基。
十八年来不自由,征南战北几时休。
我今撒手归山去,管甚千秋与万秋。